Técnicas de la sexualidad oriental

Técnicas de la sexualidad oriental

Amanda Hu

© 2014, Amanda Hu.
© 2014, Ediciones Robinbook, s. l., Barcelona

Diseño de cubierta: Regina Richling
Ilustración de cubierta: iStockphoto
Ilustraciones interiores: Archivo GP Images
Diseño interior: Barataria

ISBN: 978-84-9917-353-5
Depósito legal: B-3632-2014

Impreso por Sagrafic, Plaza Urquinaona, 14 7º 3ª, 08010 Barcelona
Impreso en España - *Printed in Spain*

Índice

Introducción:
El camino del Tao

En China cuando la comunicación entre las islas niponas y el continente era prácticamente imposible, aparece la figura de un sabio que después alcanzará la inmortalidad, siendo el primero de una serie de figuras divinas que conformarán todo un sistema religioso de gran complejidad, y que al mismo tiempo resultará de lo más sencillo. A esa figura se la conoce comúnmente como Lao Tse, y su obra más famosa es sin duda el *Tao Te King*, libro que explica en sí mismo los preceptos del taoísmo, la religión que estaba destinada a cambiar todas las creencias que habían existido hasta aquel entonces. El Tao, que podría traducirse como «vía», o «camino» (aunque por supuesto su significado exacto entrañe una dificultad considerable más allá de esas palabras), era una religión en muchos casos similar al sintoísmo, ya que en ella se establecía claramente que las personas que vivían en armonía con la naturaleza, y por lo tanto consigo mismas, eran inmortales. Si en el sintoísmo todo era divinidad, en el taoísmo la cosa era todavía más sencilla: en el Universo había dos fuerzas contrapuestas, el yin y el yang, que representaban absolutamente todo lo que existía y lo que no existía, actuando como dos fuerzas contrarias y a la vez complementarias que variaban según las condiciones (blanco y negro, bueno y malo, masculino y femenino, frío y calor...), y entre ellas, amalgamándolas y armonizándolas, se situaba el Tao, el camino, la unión, la vida, que es algo tan grande y tan inconmensurable que no tiene cabida ni siquiera en la imaginación humana. Así pues, el objetivo del Tao era simplemente armonizar fuerzas contrapuestas y conseguir así la inmortalidad, que en el pensamiento taoísta se traduce no en la ausencia de muerte sino en una vida larga y tranquila, sin gastar energía de forma inútil y procurando disfrutar de los dones que nos ha dado el mundo.

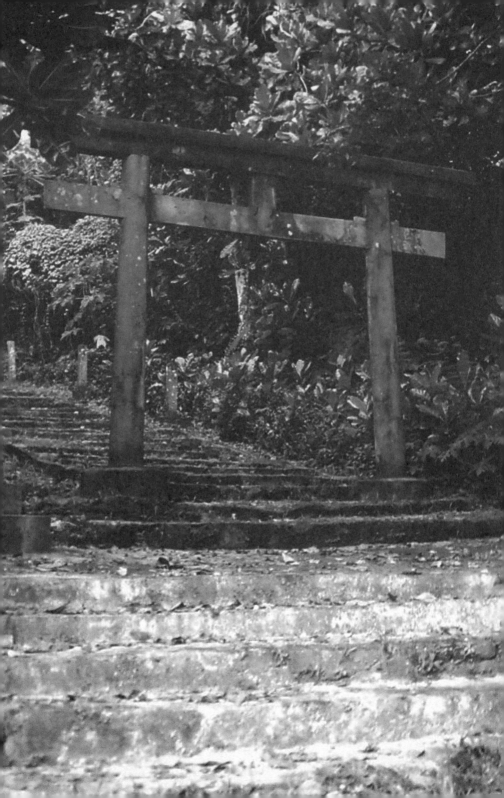

El Tao y el Eros: técnicas milenarias

Por supuesto, esto sólo es un aspecto del Tao, porque el Tao es algo que abarca todas las cosas y todas las formas, todas las personas y todos los sentimientos, y también todos los aspectos de la vida y de la forma de vida, lo cual por supuesto incluye la sexualidad. Por supuesto, resultaba sencillo asimilar el sistema del yin y el yang a la unión amorosa de una pareja, allí donde se concilian aspectos contrapuestos y dos seres diferentes se unen para conseguir precisamente la unidad total, de forma que entonces la unión amorosa podría considerarse en sí misma como un acto taoísta. Pero el taoísmo no se quedó ahí, sino que fue más allá: los maestros taoístas pronto se dieron cuenta de que la sexualidad era algo que contenía al Tao en sí mismo, y que por supuesto era una forma de energía tan poderosa que podría llevar hasta el infinito a quien supiese extraer de ella todas las posibilidades que encerraba en su interior. Y así como las enseñanzas taoístas habían conseguido sistematizar distintos puntos energéticos del cuerpo que podían ser estimuladas con agujas para curar enfermedades, o preparados a base de hierbas que ser vían igualmente para sus propósitos, los seguidores del Tao no tardaron demasiado en convertir la sexualidad en un instrumento poderoso para conseguir una mejor calidad de vida y un mantenimiento y renovación de la energía corporal, mediante una serie de métodos y posturas que muchos siglos después aún siguen dando muchísimo que hablar.

Desde Occidente, muchas han sido las voces que han definido al taoísmo (o más bien a la sexualidad taoísta, que es únicamente una parte de este sistema religioso que no debería separarse de la totalidad de las enseñanzas) como algo frío y mecánico, un sistema que niega tanto el placer masculino como el femenino y que se preocupa de cosas demasiado abstractas, tales como las energías o demás sutilezas que nada tienen que ver con las caricias en sí, pero nada más lejos de la realidad. Afortunadamente, desde hace unos cuantos años el taoísmo se ha ido abriendo paso en la sociedad occidental de una forma segura y precisa, y en muchos casos de la mano de verdaderos expertos que han tratado

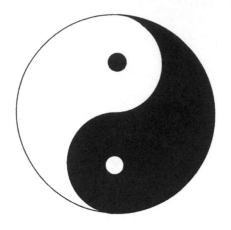

El Tao invita a participar de una sexualidad plena y energética

el tema con el rigor y la profesionalidad que se merece, incluyendo, por supuesto, su aspecto sexual.

Pero, ¿en qué consisten esas prácticas? Como se ha dicho antes, la sexualidad taoísta en absoluto puede separarse del taoísmo en sí, porque tal y como el Tao es un todo, en el Universo todo está interrelacionado de forma compleja, la sexualidad taoísta es entonces una técnica en la que intervienen ejercicios que a primera vista nada tienen que ver con el acto sexual, como son la respiración o el movimiento, y también una dieta alimenticia determinada o incluso formas de meditación consciente. La práctica de sistemas taoístas de gimnasia y meditación como son el Tai-Chi o el Qi-Gong resulta fundamental a la hora de convertir nuestra sexualidad en un acto del Tao, y a ello se añaden los conocimientos acerca de cómo hacer circular la energía por las distintas órbitas o puntos de nuestro cuerpo, dicho lo cual, esas prácticas ya directamente sexuales como controlar el número y el grado de penetraciones o evitar (más bien redirigir) la eyaculación masculina, se inscriben en ese marco de respiraciones y movimientos energéticos. Por supuesto, explicado de esta forma, el acto sexual taoísta se asemeja más a un arte marcial que a otra cosa, pero es bueno recordar que todas estas disposiciones tienen como finalidad no sólo mejorar el placer y la calidad de las relaciones sexuales de quienes lo practican, sino también alargar su vida y conseguir que la poderosa energía sexual se convierta en un aliado capaz de dar una mayor satisfacción a la hora de vivir, y que, además, una vía no excluye la otra.

Aprender técnicas amatorias taoístas no es una imposición ni una obligación, aunque muchas personas desinformadas piensen lo contrario. Por ejemplo, desde Occidente se ha criticado una y mil veces un aspecto concreto de la sexualidad taoísta, y es la negación del placer masculino, puesto que la eyaculación masculina está prohibida. Eso es una completa falsedad: ningún texto taoísta prohíbe expresamente la eyaculación, sino que todos ellos recomiendan que, simplemente, la eyaculación sea controlada, porque es un acto que hace que la energía salga del cuerpo del hombre y se desaproveche (de hecho, hay tablas específicas acerca de cuántas veces debería un hombre eyacular a la semana desde el punto de vista energético, y es cierto que en ellos sí se especifica que los hombres mayores de sesenta y cinco años no deberían hacerlo). Pero además, de lo que habla el taoísmo no es de la anulación del placer, en ningún caso, puesto que el Tao distingue perfectamente entre algo que no muchos varones son capaces de distinguir: orgasmo y eyaculación. Precisamente, esa es una de las metas de la sexualidad taoísta: conseguir que el hombre sea capaz de diferenciar una cosa de la otra, es decir, que obtenga el suficiente control sobre su organismo como para poder llegar a separar el placer orgásmico de la expulsión de esperma. Si a eso le añadimos que luego es necesario extraer la esencia energética de ese esperma y hacerla circular por los distintos canales de energía que recorren nuestro cuerpo con el fin de purificarnos y fortalecernos (consiguiendo así la anhelada inmortalidad), nos daremos cuenta de que las prácticas sexuales taoístas no son algo para aprender en un cursillo de fin de semana impartido por cualquier charlatán, ni tampoco un par de posturas amorosas que se hagan una vez al mes.

El taoísmo en Japón

Sin embargo, de ningún modo es necesario llegar a un grado de técnica tan refinado para disfrutar de una relación sexual plena, saludable y placentera, y de eso ya eran conscientes los japoneses cuando hasta ellos llegaron las enseñanzas de sus vecinos. Está clarísimo que el taoísmo produjo una profunda impresión entre los habitantes del archipiélago del Sol Naciente, y fueron muchos los que combinaron las creencias sintoístas con las concepciones filosófico-religiosas del Tao, consiguiendo así enriquecer ambas disciplinas (hoy día aún hay restos palpables de influencias taoístas en cosas como el calendario o distintos tipos de ritos propiciatorios). Y en el campo de la sexualidad, lógicamente, ocurrió lo mismo: el Eros japonés, enamorado de la belleza y con una concepción divina del mundo, asumió la gran importancia que el sexo tenía en el taoísmo, y supo destilar con acierto muchos de los conocimientos que sus vecinos habían adquirido mediante su experiencia. Existen pocos maestros taoístas de origen japonés, pero es cierto que el imperio nipón nunca sintió la necesidad de establecer un culto al Tao de una forma tan rigurosa y meticulosa como la que tenían sus vecinos: después de todo, si algún japonés deseaba profundizar en el camino del taoísmo, no tenía más que viajar al continente y convencer a alguno de los iluminados para que le mostrase sus enseñanzas (claro que en aquella época eso entrañaba ciertos peligros, empezando por el viaje). El resto de todo el sistema taoísta se recicló, y se utilizó de acuerdo con los gustos y nece-

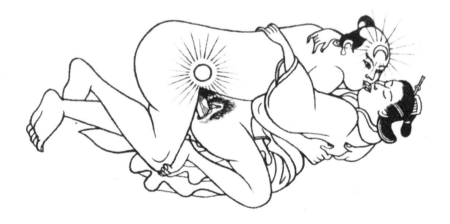

sidades del carácter japonés, algo que, a partir de ahora, veremos que ocurre continuamente.

Así pues, ¿qué fue lo que Japón aprovechó de sus vecinos taoístas para enriquecer su Eros? Para empezar, y sin ser obviada por completo, la cuestión de las energías pasó a un segundo plano: era evidente el uso de la energía sexual y lo poderosa que podía llegar a resultar, pero los nipones prefirieron no darle tanta preeminencia a los ejercicios y, simplemente, dejarse llevar por lo que las corrientes energéticas pudiesen dictarles en cada momento (cosa que en cierto modo puede resultar peligrosa, pero no hay que olvidar que los japoneses eran personas acostumbradas a vivir en un mundo inestable y cambiante donde las energías salvajes actuaban de forma violenta e imprevisible). A ello, se le añadió el uso de las respiraciones como elemento erótico en sí mismo: los silencios, gritos y susurros establecidos por el Tao se convirtieron en algo muy apreciado por el carácter japonés, pero muy lejos de su significado original. Así, los distintos tipos de «respiración leve», «respiración profunda», «respiración gozosa» y demás del sistema taoísta, quedaron reducidos simplemente a juegos eróticos donde los sonidos tenían un importante papel. Desde luego, es un poco arriesgado atreverse a afirmar que fue la influencia del Tao la que acabó provocando ese gusto ambiguo por los silencios y los gritos de los japoneses, pero lo que sí está claro es que todo ello tuvo bastante que ver en la formación de las concepciones eróticas niponas.

Posturas, respiración y energía

Sin duda alguna, donde más se notó la influencia del taoísmo fue en las posturas amatorias. Ni el erotismo chino (taoísta o no) ni tampoco el japonés dejaron especificadas sus posturas en un compendio dedicado exclusivamente a ese asunto (es decir, no existe en China o Japón ningún libro clásico comparable a, por ejemplo, los famosos tratados hindúes), pero como en todas las culturas que dieron a la actividad erótica una

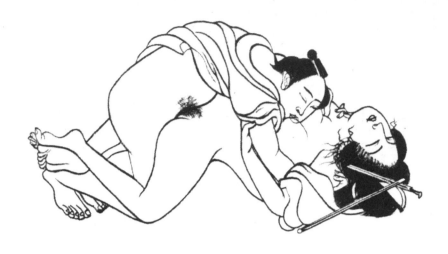

preeminencia especial, sí existían libros eróticos que describían posturas de lo más eficaces a la hora de alcanzar la cumbre del placer. El Tao había conseguido crear todo un sistema de posturas donde el uso de la respiración y de la energía primaba por encima de todo, posturas y movimientos en los que era evidente que se buscaba aumentar el placer pero también conseguir ese dominio de la energía que condujese hasta la preciada inmortalidad, pero sus vecinos japoneses no tenían aspiraciones tan altas, por lo que se limitaron a adquirir muchas de las posturas taoístas y (por supuesto) a adaptarlas a sus propios gustos, despojándolas de todo aquel saber antiguo que les otorgaba propiedades que iban mucho más allá del acto amatorio. Porque, como es natural, lo que más les interesaba a los japoneses de todo este asunto era, cómo no, la belleza: era muy atrayente practicar el coito con la pareja pensando en nombres como «El dragón girado», «El revoloteo de la mariposa», o «La pareja de golondrinas», por poner algunos ejemplos. Y si bien dichas posturas tenían raíces taoístas y funciones muy específicas (en el taoísmo se utilizaban distintas posturas para tratar distintos problemas y llevar energía hacia distintos lugares), pronto los japoneses consiguieron hacerlas derivar hacia una mera búsqueda del placer poético y sensual:

para un japonés eran mucho más importante las metáforas poéticas y las asociaciones de palabras que no las respiraciones o la visualización de la energía recorriendo el cuerpo, así que, a pesar de que muchas de las posiciones amatorias heredadas de China conserven bastante de las energías taoístas (algunas de ellas, sólo por el mero hecho de practicarlas, provocan una inmediata subida de energía), el Eros japonés se limitó a enriquecerse desde un punto de vista eminentemente bello, sutil, y poético. Claro que eso no fue muy difícil, porque la belleza de las posturas taoístas hablaba por sí sola.

Otro legado del Tao: el Feng Shui

Hubo aún otro conocimiento legendario que pasó del continente al archipiélago bajo formas muy particulares: el Feng Shui. Ya hemos visto cómo el Tao era una filosofía con voluntad de conciliación y de unión de los aspectos opuestos del Universo, así que no tiene nada de extraño que una parte muy importante se dedicase a estudiar y procurar la armonía en los ambientes domésticos y laborales, que era donde la gente pasaba más tiempo; así pues, el Feng Shui es la ciencia que estudia la armonía de un lugar, desde la construcción misma de la casa (en cuanto a colocación de los cimientos, orientación al norte o al sur, altura y distribución de los pisos...) hasta los más pequeños detalles (colocación de objetos ornamentales, colores en las paredes, disposición de los muebles...). Tal y como puede apreciar cualquier persona que se acerque al mundo de este complejo arte, es prácticamente imposible aplicar todas las leyes que lo rigen de una forma rigurosa, pero lo mismo podría decirse del conjunto del Tao, así que han sido muchos los que actualmente han entresacado varias de las enseñanzas y las han llegado a banalizar convirtiéndolas en un simple manual de decoración, con poco o nulo valor a la hora de conseguir una armonización coherente de los espacios. Pero eso, aunque parezca mentira, tampoco es nada nuevo, porque los japoneses hicieron idéntico tratamiento hace ya muchísimo tiempo: en

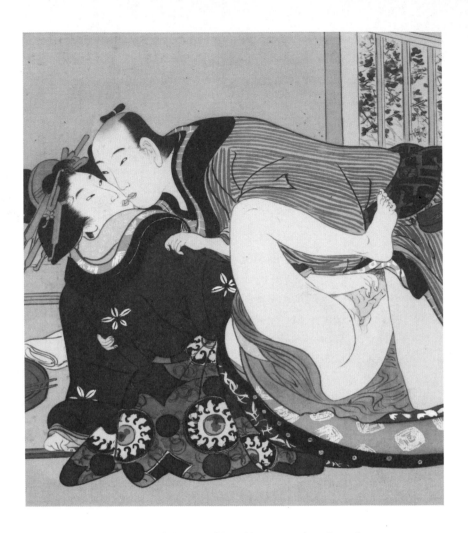

cuanto las enseñanzas del Feng Shui llegaron al archipiélago nipón, sus habitantes no abrazaron esa forma de vida y se dedicaron a tirar abajo toda su arquitectura, sino que, como siempre, destilaron y entresacaron de ella todo lo que les pareció más necesario, o simplemente más bello. Y por supuesto, a la parte concerniente a las alcobas le prestaron una gran atención. Hemos dicho que el Tao buscaba la armonía, y que el Feng Shui buscaba específicamente la armonía de los ambientes, así que no es extraño que una parte razonablemente importante del Feng Shui se dedicase exclusivamente a los ambientes donde el amor iba a tener un papel importante. De esta forma, los consejos sobre cómo colocar la cama, la altura y la forma que esta debe tener, el color que deben tener las paredes o las telas, la disposición de los objetos sobre los distintos muebles, o el paisaje que conviene contemplar desde la ventana de la alcoba, forman un compendio de reglas que están destinadas a propiciar no sólo las relaciones amorosas, sino el entendimiento y bienestar de la pareja por encima de todo. Y los japoneses, con acertado criterio, decidieron adaptar lo que más les convenía de sus vecinos y aplicarlo a sus propias formas de arquitectura y hogar: no cabe duda de que la arquitectura china y la japonesa eran (y aún son hoy día) sustancialmente diferentes, pero eso no impide que ambas puedan alimentarse la una de la otra con consejos prácticos destinados a la mejora.

El tema es tan extenso como el de las posturas, y por eso precisamente se le dedica una parte tan importante en este libro: teniendo en cuenta que el Feng Shui recomendaba que era necesario que una de las alcobas de la casa se destinase exclusivamente a los juegos amorosos, y que los japoneses hicieron bastante caso en este punto, por lo tanto es fácil imaginar la cantidad de peculiaridades que puede tener dicho espacio, cosa que, dicho sea de paso, no tiene nada que ver en absoluto con lo que en Occidente se entendía como «habitaciones eróticas» o «gabinetes secretos», aposentos a los que fueron muy aficionados los miembros de las sociedades como la Inglaterra victoriana. Sencillamente, se trata de ofrecer unas cuantas formas de crear la necesaria armonía para disfrutar de una vida sexual más plena y placentera, tal y como los nipones hicieron en su momento.

Como se ha podido ver, el camino del Tao llegó hasta Japón y allí fue asimilado y utilizado por sus habitantes, pero siempre respetando sus propias costumbres y formas de pensar, y adaptándolo a su particular modo de vivir. Sin embargo, hubo un tercer sistema filosófico-religioso que sí influyó en la sociedad japonesa con tanta fuerza que aún hoy día sigue siendo la creencia más extendida del país.

La filosofía de la quietud

La doctrina de Buda

Buda fue una persona de carne y hueso que vivió en el norte de la India en el siglo v antes de Cristo, y fue el primero que consiguió el Nirvana, esto es, el máximo estado de gracia donde la claridad es total y absoluta. Aunque esto sea desde luego una simple aproximación, ya que los mismos budistas afirman siempre que el Nirvana es algo que no puede ser descrito con palabras. De las enseñanzas de Buda nació el budismo, una religión que hoy día es la cuarta más extendida del planeta (sobre todo por el continente asiático), y que no tardó demasiado en llegar a la vecina China y de ahí a Japón, donde fue recibida con los brazos abiertos a causa de lo bien que se entendía con el sintoísmo. Tanto es así, que hoy día tres cuartas partes de la población japonesa es budista, los cuales combinan sin problemas con las creencias legadas por el sintoísmo. Las enseñanzas del Buda llegaron a Japón de un modo tan rotundo que pronto se formaron en el país escuelas propias y particulares que interpretaron la doctrina del Buda a su manera, lo cual no es difícil, ya que los mismos budistas nunca han considerado sus enseñanzas como algo cerrado, y siempre han fomentado las distintas interpretaciones de los textos. Con semejantes perspectivas, no es raro que la sociedad japonesa se viese literalmente imbuida por la sonrisa de Buda, y más si se tiene en cuenta que la enseñanza principal de esta religión es que todo es ilusorio y lo único que permanece es precisamente la impermanencia, algo que los nipones estaban acostumbrados a sentir en carne propia gracias a las fuerzas de la naturaleza. Sea como fuere, el budismo tuvo en Japón una adaptación sin precedentes, e impregnó toda la cultura del país de una forma que ya nunca más variada: se crearon distintas escuelas, se fundaron infinidad de monasterios, y se absorbieron e inventaron nuevas formas de entender el mundo, entre las cuales, por supuesto, destaca sobre todo el budismo zen.

El zen

La forma del budismo conocida como *zen* nació en realidad en China, donde se la denomina *ch'an* (palabra que define un determinado estado mental, generalmente asociado a la meditación). A pesar de ser la forma de budismo japonés más famosa en Occidente, no es la más popular del país (existen otras escuelas tales como el budismo de la Tierra Pura), pero no hay duda de que su espíritu y metodología han impregnado todas las actividades japonesas cotidianas. El zen se basa sobre todo en

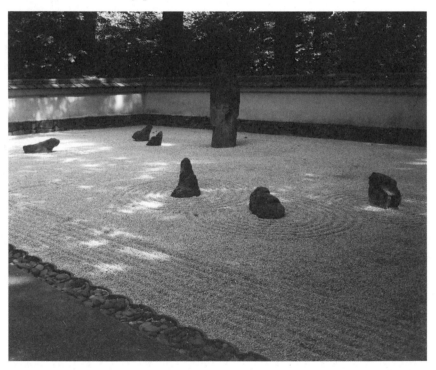

Las escuelas del Zen utilizan distintos métodos para llegar a la comprensión de las verdades supremas.

la meditación sedente (lo que se conoce como *zazen)*, que consiste en permanecer en una postura cómoda con el cuerpo relajado y quieto, dejando que los pensamientos se vayan hasta lograr la completa vacuidad, tal y como las nubes se deslizan por el cielo hasta que éste queda limpio, y llegar de ese modo al Nirvana. Dentro del zen también existen distintas escuelas (las más famosas en Japón aún hoy día son la rinzai y la soto zen), algunas de las cuales utilizan distintos métodos para llegar a la comprensión de las verdades supremas, tales como los *koan,* adivinanzas que no se contestan con el intelecto sino con la intuición. Pero el zen no es una práctica aislada sin relación alguna con el resto del mundo, sino que impregna todas las actividades cotidianas y les otorga de ese modo una nueva dimensión: cosas como la famosa ceremonia del té, el arte de los arreglos florales o el tiro con arco, son actividades en las que el zen tiene un papel importantísimo, no tanto porque exijan una forma de meditación como la que antes hemos descrito, sino porque llevan en su forma y contenido una concentración que va más allá de lo puramente intelectual. De esta forma, y simplificándolo mucho, el zen nos enseña que no somos nosotros quienes servimos el té (es el té quien nos utiliza para servirse), no somos nosotros quienes escogemos las flores (son ellas mismas quienes se agrupan), y no somos nosotros quienes lanzamos la flecha (es la flecha la que se dispara sola), para lo cual es necesario una larga y disciplinada práctica que nos enseñe a dejar de ser nosotros mismos y que las cosas se hagan en base a su propia naturaleza, lo que, a pesar de que muchos piensen lo contrario, no significa no hacer nada y dejar que las cosas pasen, sino que es algo mucho más sutil. Y esa sutileza que impregna la vida cotidiana es algo que, cómo no, también está presente en las relaciones íntimas.

La atención es la clave

Existen distintas técnicas de masaje y de meditación que se explorarán cuidadosamente en el capítulo de los ambientes, pero la esencia zen

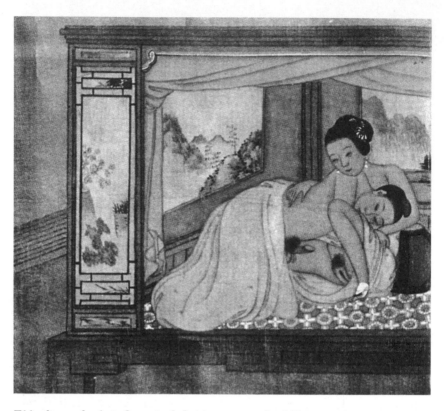

El budismo fue la influencia definitiva que ayudó al Eros japonés a convertirse en lo que es hoy en día.

que marca de forma fundamental al Eros japonés es simple: la atención. Tal y como ya se ha visto, el zen exige una concentración máxima a la hora de realizar cualquier actividad, tanta que finalmente la atención intelectual llega a ser reemplazada por una intuición interior (lo cual equivale a decir «la naturaleza del Buda») que actúa entonces como la fuerza divina que realiza las cosas. Así pues, el Eros japonés, al que el zen ha impregnado de forma directa, se caracteriza por unas relaciones sexuales muy comunicativas entre los dos amantes, donde se presta la máxima atención al deseo o a la necesidad del otro, y se está pendiente de los cambios y las expresiones más sutiles. Hay una hermosa leyenda zen que cuenta la historia de dos samuráis, maestros absolutos del arte del *kendo* (la lucha con espada japonesa): cuando se encontraron frente a frente dispuestos a luchar, sólo pudieron permanecer quietos como estatuas mirándose uno al otro a los ojos, ya que los dos eran tan buenos en su arte que cualquiera de ellos habría aprovechado un simple pestañeo del otro para así vencerle. Por supuesto, no es necesario que los amantes lleguen a estos extremos, cuando se entregan a las caricias, pero ciertamente es una hermosa forma de pensar (y de sentir) el estar absolutamente pendiente de lo que sucede en el amado, para así poder responder de acuerdo con la búsqueda de los placeres más refinados. Y para eso es necesario una gran atención, tanta como la que se necesita para hacer correctamente un arreglo floral o conseguir que la flecha del arco se dispare sola.

No cabe duda de que fue la sonrisa de Buda, y en particular la quietud del zen, quienes acabaron de darle forma al Eros japonés, donde las enseñanzas acerca de la impermanencia de las cosas se unieron a la filosofía de la quietud (que de nuevo no significa simplemente «no hacer nada» tal y como se entiende según el pensamiento occidental) para llegar así a ese estado de felicidad suprema llamado Nirvana, y que por supuesto esconde muchas coincidencias con respecto a lo que es un verdadero momento de absoluto placer sensual, aunque por supuesto, no es comparable (porque, como ya se ha explicado, la iluminación final no es comparable a nada). Está bien claro que el budismo fue la influencia definitiva que ayudó al Eros japonés a convertirse en lo que es hoy día, es decir, una forma de entender la sexualidad más plena y desarrollada, que aparentemente posee múltiples contradicciones internas pero que por encima de todo se centra en la búsqueda y admiración de la belleza. Y en esa belleza está incluido un amplio abanico de cosas, desde las posturas poéticas hasta el fetichismo de un determinado tipo de ropa o artilugio, desde los silencios más apagados hasta los gemidos más estruendosos, desde la idea de la actividad hasta la idea de la quietud, es decir, un mundo tan complejo como lo es la misma cultura nipona.

El arte tibetano del amor

Tipos de hombres y mujeres

Los varones

Aunque son muchos los tipos de hombres que existen, ninguno de ellos queda excluido de los cuatro que siguen: el conejo, el gamo, el toro y el semental. El tipo conejo posee un cuerpo de tamaño mediano, sus pensamientos son amables y su semblante sonriente. Practica la virtud y se relaciona con buenos amigos. Ha dejado de cohabitar con las esposas de otros. Respeta a sus superiores y presta ayuda a sus subalternos. Come y viste aquello que puede obtener con facilidad. No siente preocupación por el pasado, ni tampoco por el futuro. Siempre perezoso, es feliz de una manera juguetona. Su miembro viril, en estado erecto, presenta una envergadura de seis dedos. La forma de su joya (el glande o la cabeza del pene) es bulbosa y suave. Copula rápidamente y eyacula su fluido seminal asimismo con celeridad. El olor de su líquido seminal y el de su sudor son agradables. Los hombres del tipo conejo abundan en las zonas buenas y acomodadas.

El hombre del tipo gamo tiene ojos prominentes y hombros amplios. Respeta a sus profesores y le disgustan las tareas de limpieza. Su inteligencia es aguda y, cuando se mueve, corre y da brincos. Siempre está cantando. Gusta de los ornamentos y la ropa de buena calidad. Habla con la verdad, y su apetito es grande. Es generoso con la comida y organiza festejos para sus amigos. Posee poco vello tanto en la región pubiana como en las axilas. Su pene presenta una longitud cercana a los ocho dedos. En casi todos los países de la tierra hay muchos hombres del tipo gamo.

El hombre del tipo toro es de complexión robusta y cuerpo grande, siendo su semblante muy apuesto. Inestable por naturaleza, tiene escasa

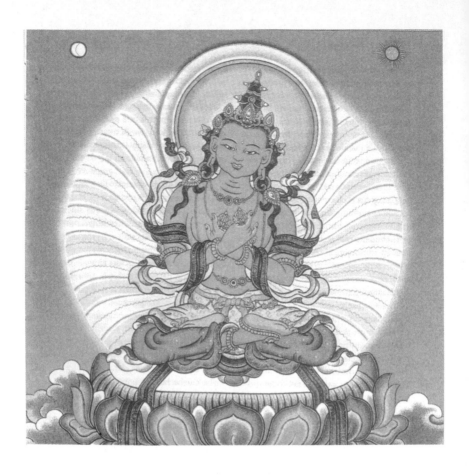

vergüenza. Hace amigos con facilidad, la misma facilidad con que se separa de ellos. Come abundantemente y con fruición, y es muy diestro cuando se trata de cantar y bailar. Su conducta es incorregible y su pasión enorme. Yace con todas las mujeres que encuentra a su paso. Posee un falo que mide diez dedos aproximadamente. Su líquido seminal y su sudor son malolientes. Estos hombres abundan en las zonas costeras, cerca del mar, y en regiones con grandes planicies.

El semental es un hombre grueso, y su cuerpo es grande y rudo. Presenta un color negruzco. Sus pies son largos y se mueve con rapidez. Es un hombre excitable que gusta de la falsedad y del embuste. Hace compañía a todas las mujeres, jóvenes y viejas. Se trata de un tipo extremadamente apasionado. De tener su consentimiento, lo haría incluso con su madre y con su hermana. Se relaciona con la compañía más inapropiada, a saber, con sus parientes cercanos, con las hijas de los clérigos y demás féminas. Con independencia de cuanto fornique, su fortaleza no se verá menguada. Le resulta muy arduo pasar sin una mujer aun un solo día. Su falo es duro y muy grueso. Durante la erección su longitud alcanza los doce dedos. Su líquido seminal es abundante y su olor desagradable. Abundan en todos los países, si bien son más numerosos en las regiones áridas y calurosas donde llueve poco y el agua escasea.

Si subdividimos los cuatro tipos fundamentales descritos hasta ahora podremos encontrar hasta dieciséis tipos distintos. Por ejemplo, tenemos los conejos del tipo conejo, los gamos del tipo conejo, los toros del tipo conejo y los sementales del tipo conejo. De igual manera, el tipo gamo, el tipo toro y el tipo semental pueden dividirse en cuatro subtipos. Cuando los analizan pormenorizadamente, los sabios alcanzan a entender las sutiles diferencias que se dan entre los tipos.

Las féminas

Aunque son muchos los tipos de mujeres que existen, no hay ninguno que no esté incluido en los cuatro tipos que a continuación se relatan: el loto, la pintura, la caracola grande y el elefante. Una mujer del tipo loto es sin duda la mejor. Es hermosa y de rostro sonriente; su cuerpo es esbelto y flexible. No tiene pecas y el color de su tez es blanco y sonrosado. Sus cabellos son largos, negros y lustrosos, y sus ojos se mueven inquietos como los de un cervatillo asustado. Las ventanas de su nariz son menudas y sus cejas pobladas y espesas. Le agrada la ropa limpia y la comida sencilla. Lleva adornos escasos, tales como las flores. Es una persona altruista que practica la virtud. Ha abandonado todo deseo por los hombres a excepción de su marido. Sus senos son tersos, suaves, redondeados y abundantes. Su vagina tiene una profundidad de seis dedos. Su menstruo desprende una fragancia semejante a la del loto, y por ello recibe este nombre. La esposa del Rey Rama de nombre Sita y la esposa de los Pandava (príncipes), llamada Draupadi, y algunas otras son mujeres del tipo loto. Principalmente en tiempos antiguos abundaban las mujeres del tipo loto, que suelen nacer en el seno de linajes buenos y habitantes de las áreas centrales de las tierras más benignas y agradables.

La del tipo pintura es una mujer de estatura mediana. No es muy gruesa ni tampoco muy delgada. Posee ojos alargados y vivarachos que son como los pétalos de la flor del loto. Su nariz se asemeja a la flor del sésamo. Viste ropas de variados colores y luce una guirnalda de flores amarillas. Le agradan las pinturas de todas clases. Se muestra entusiasmada cuando escucha relatos interesantes. Cuida aves pequeñas y variopintas, loros y otros pájaros. Vive rodeada de niños, que la acompañan allá donde va. Su cuerpo es tan bello como pueda serlo una pintura, y por ello obtiene esta designación. Su inclinación y apetito por la dicha fruto de la copulación son menores que en el caso anterior. Sus otros atributos son como los del tipo loto. Su órgano reproductor es redondeado y presenta una profundidad de ocho dedos. El vello de su pubis es escaso y su menstruación es clara e incolora. Ulomaka y Rasajña son mujeres del tipo pintura. Se dice que el tipo pintura puede encontrarse en las cuencas de los grandes ríos, tales como el Ganges, el Kaveri y el Sindhu (Indo).

El cuerpo del tipo de la caracola grande es alto y delgado. Su cuello está encorvado, mientras que su nariz respinga hacia arriba. La forma de su rostro es oblonga y su color hermoso. Se alimenta de comida muy variada, una y otra vez. Es muy lista cuando se trata de proteger su hogar, a sus sirvientes y los que la rodean. Se expresa con fluidez y habla bien, su mente es clara y sólo es ligeramente reservada. Le resulta fácil entablar relación con cuantas personas conoce. Muestra poco respeto por sus mayores, pero se dice que se mezcla y es compatible con los miembros de su propia familia. Sus celos y su pasión son considerables. Sus genitales son cálidos y presentan una profundidad de diez dedos. El vello de su pubis es grueso y su secreción surge con facilidad. Su cuerpo y su vagina emiten un aroma agrio. La inmensa mayoría de las mujeres del mundo pueden incluirse en el tipo de la caracola grande, pero, dependiendo de

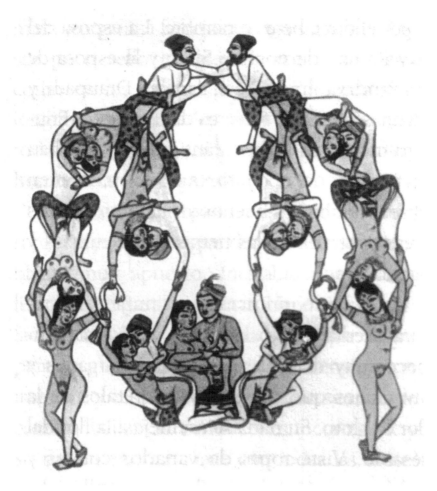

Las mujeres del tipo loto son hermosas y sonrientes, de cuerpo esbelto y flexible.

la calidad y la temperatura de la región, pueden adoptar distintas formas y colores. Las tres cualidades de su habla –la locuacidad, su verbo fácil y la sinuosidad de su cuello– son signos inequívocos que delatan la pertenencia a este tipo.

El tipo elefante es de corta estatura y anchas extremidades. Su nariz y boca son gruesas. Sus caderas son más voluminosas que cualquier otra cosa. Presenta ojos rojizos, su cabello es áspero y sus hombros redondeados. Sus pechos son muy grandes y duros como la piedra. Come abundantemente y su voz es ansiosa y fuerte. Cubre su cuerpo, de la cabeza a los pies, con adornos de toda índole. Gusta del adulterio y de los chismes más bajos. La mayoría de las mujeres de este tipo se separan de su marido. Entabla relación con hombres corpulentos de gran fortaleza y con todos los que encuentra en su camino. Dado que la enardece una pasión fuerte, desea yacer aun con su padre y con su hijo. Necesita copular muchas veces al día. Aunque lo haga con un centenar de hombres, no quedará satisfecha. Sus genitales son muy velludos y arden como el fuego. Siempre están húmedos y desprenden un olor parecido al del elefante. Una adúltera como ella nunca es adecuada como esposa, pero debido a que exhibe un gran vigor en el transcurso del acto goza de cierto renombre como la superior entre todas las criadas.

Al dividir en cuatro cada uno de los tipos de féminas fundamentales se obtienen dieciséis subtipos. Estas divisiones deben interpretarse -los lotos del tipo loto, las pinturas del tipo loto, etc.- en consonancia con lo expuesto anteriormente para los subtipos de hombres.

De estas divisiones habló Maheshvara. Vatsyayana se refiere a dos grupos de tres tipos cada uno, con lo que suman seis en total. En ese sistema de tres tipos de hombres encontramos el conejo, el gamo y el semental. Los tres tipos femeninos son la gama o la coneja, la yegua y el elefante. El primero, el del medio y el último de esos dos grupos deberían entenderse según el orden en que han sido presentados. Si bien en los comentarios se explican muchos modos de división, todos ellos coinciden salvo en algunos aspectos de importancia menor.

Las marcas

Si una mujer presenta un lunar rojo en la raíz de su mejilla izquierda, aunque haya tenido que enfrentarse a dificultades en su juventud, a la edad de treinta años alcanzará la felicidad, la comodidad y la gloria. Si el lunar es negro, será feliz después de los cuarenta.

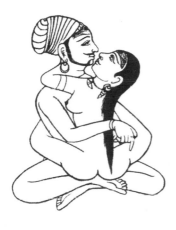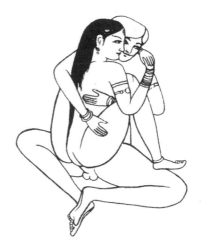

Si una mujer presenta un lunar rojo en la raíz de su mejilla izquierda, alcanzará la felicidad, la comodidad y la gloria cuando llegue a los 30 años de edad.

Quien tenga un lunar negro en la raíz del pelo y centrado sobre la frente será de una naturaleza proterva y nunca será compatible con sus amigos. Si es rojo, su esposo la amará.

Si posee un lunar en el lado izquierdo de la frente, será amada por todos, será respetada y obtendrá riquezas.

Si el lunar está situado en el lado derecho de la frente, ninguna de las actividades que inicie alcanzará la conclusión.

Si presenta una serie de lunares verdosos bajo la ceja izquierda, hallará amplios recursos y, siendo buena su conducta ética, su esposo la amará.

Si tiene un lunar rojo en el rabillo del ojo, sufrirá incesantemente, sin interrupción, y hallará la muerte bajo el filo de la espada o del cuchillo.

Si presenta lunares en los pómulos, no será muy rica pero tampoco vivirá en la pobreza.

Quien tenga un lunar en la nariz viajará a regiones remotas, y finalizará todo aquello que comience.

Si tiene un lunar en la zona posterior de la mejilla derecha, se dice que padecerá un sufrimiento agudo.

Quien luzca un lunar en la zona que rodea la boca será amada por todos y hallará disfrute en la riqueza y en los alimentos.

Si el lunar se encuentra en mitad del cuello, sin lugar a dudas se convertirá en una mujer adinerada.

Si el lunar está situado en el interior de la oreja, se sabe que será una mujer vital y llena de energía, algo por lo que todos la respetarán.

Si posee un lunar en el cuello, hallará recursos provenientes de un origen inesperado.

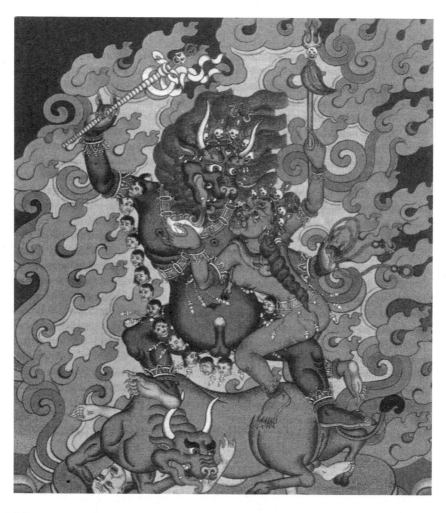

Si el lunar se ubica sobre el seno izquierdo, alumbrará niñas, y sufrirá.

Se dice que de la mujer que tiene un lunar en el seno derecho nacerán muchos varones.

Si tiene lunares en los hombros, la mujer gozará de un gran poder, tanto así que será muy difícil que alguien llegue a detener su ímpetu.

Si el lunar está sobre su pecho, sus pensamientos serán malos. Si el lunar se localiza en el abdomen, su apetito será grande.

Las marcas de la virtud y la culpa que han sido expuestas en referencia a la mitad izquierda del cuerpo de la mujer deberán aplicarse de manera inversa en relación con el lado derecho del hombre. Con todo, se trata de indicaciones no enteramente fiables.

Las etapas

Se llama juvenil a una mujer de doce años de edad o menor. Es una mujer a la que deberían obsequiarse peines, miel, pastas, dulces, etc. Y deberían contársele historias acerca de los placeres del beso.

Desde los trece años de edad hasta los veinticinco se dice que la mujer es joven. Una mujer que debería ser pellizcada y besada. Al entablar conocimiento de los hombres, esta mujer experimenta alegría.

Entre los veintiséis y los cincuenta es una mujer madura. En la madurez, deberían narrársele historias sobre la pasión, y recibir mordiscos y pellizcos. Al igual que en el caso de la mujer joven, debería disfrutar del goce de la pasión.

Una mujer que ha rebasado la edad de cincuenta años merece todo el respeto y debería ser agasajada con palabras honoríficas y lisonjeras. Es una mujer a la que pueden pedirse consejos, siendo éstos siempre muy buenos, tanto a corto como a largo plazo.

La relación apasionada

De aquellos nacidos en este reino del deseo.
Tanto hombres como mujeres desean al sexo opuesto.

La felicidad del deseo es la mejor de las felicidades.
Los acomodados y los humildes pueden hallarla fácilmente.

De no unirse mediante la relación de la copulación, los sexos masculino y femenino estarían separados. Así las cosas, en el mundo habría dos facciones, y con total certidumbre vivirían en guerra y controversia permanentes. Los monjes que viven en la soledad de las ermitas ciertamente no alcanzan a comprender el valor de este hecho, pero incluso el surgimiento dependiente donde se obtiene un sostén para la vida con los dieciocho tipos de ocio y fortuna procede en primera instancia de ello. Se dice que si abandonáramos el sexo, este mundo definitivamente se tornaría vacío en un instante. Si el ser humano no existiera, ¿cómo entonces podrían existir los monjes, los eremitas y la enseñanza del budismo?

Las dos personas superiores y los seis eruditos que eran como ornamentos eran oriundos del país de la India. El maestro (de Bon), Shen-rap, nació en el área de Öl-mo. Un emperador Ming nació en un palacio de la China. Pero uno no necesita explicar de dónde procedían en realidad.

Los libros no budistas dicen que la casta de los brahmines desciende directamente de la boca de Brahma. Esto es algo que difícilmente puede ser aceptado como cierto, pero nadie, ni listo ni estúpido, puede negar que las cuatro castas nacieron de los genitales de las mujeres.

Entre los hombres y las mujeres que han perdido su poder y sus riquezas, aun un hombre anciano cuya cabeza es más blanca que una caracola experimenta un indecible placer en la vagina de una mujer anciana. En la pasión no existe constreñimiento ni lucha con los malos pensamientos, y no hay puñaladas asestadas con la lanza de una mente dañina. Aunque no existe virtud en proporcionar pasión a un ser del reino del deseo, ¿de dónde podría provenir el pecado?

En el capítulo dedicado a la práctica del *Tantra de Kalachakra* se afirma que proporcionar una mujer a alguien presa del deseo constituye el obsequio supremo. Si no me cree, mire ahí, y todo le resultará evidente.

Los mendigos fruncen el ceño y desaprueban el oro, y los invitados hambrientos escupen ante la comida. El sexo es negado por todos, pero es algo que, por sí solo, agrada a las mentes de todos. Sólo los ricos obtienen el oro, la plata, los caballos y el ganado; todos, acomodados y humildes, encuentran los placeres del sexo. Las cosas preciosas tales como la luz del sol, el viento, la tierra y los ríos son comunes a todos. Si pensamos que todo lo que la tierra tiene de interesante se debe al quehacer humano, ¿acaso existe un hecho de mayor significación y calado que la unión de un hombre y una mujer? Sin precisar ser exhortados con vehemencia y con seriedad hacia la importancia del acto, y sin la presión que ello comporta, todos los hombres se entregan a él libremente. Este es el sistema de leyes instaurado por el rey, causa y efecto.

Acaso no se maravilla ante el hecho de que la estatua viviente del Bu-dön primero surgiera de un hombre y una mujer, que yacieron durante media hora sin necesidad de aprender las artes o las ciencias? En verdad, toda la magia de la unión de las causas y las condiciones produce asombro, pero la magia de la unión del hombre y la mujer es sin duda la más asombrosa de todas. Que todos los estúpidos, que desconocen los sorprendentes temas de estudio, conozcan esto naturalmente, sin mediar estudio alguno, resulta asombroso en grado extremo. El Lama Sagya dijo que no considerar como sorprendente aquello que sorprende es un signo inequívoco de estupidez.

Hay una mujer para cada hombre, y para cada mujer hay un hombre. En la mente de ambos habita el deseo por el sexo. ¿Qué oportunidad tienen aquellos que viven sujetos a reglas limpias? Al prohibir fehacientemente los actos adecuados y fomentar los actos inapropiados al amparo del secreto, ¡cómo puede la moralidad religiosa y mundana reprimir esta pasión natural consustancial al ser humano! ¡Cómo podría ser correcta la prohibición, calificándola de culpa, de la dicha que de forma natural mora en la estructura nerviosa de los cinco chakras en la ciudad-vajra de las seis esencias!

Derivar el placer de los objetos deseables no es sino pasión, pero experimentar el placer en los objetos deseables es la fe en sí misma. El temor de los objetos indeseables es el odio, pero el temor de los objetos indeseables es la renunciación misma. Que un objeto sea deseable o no constituye un atributo de la mente. Aunque quisiéramos cambiarlo, todos nuestros esfuerzos serían en vano. Por lo tanto, y examinándolo con detenimiento, el uso de las emociones aflictivas a lo largo del camino constituye el sistema de todo vehículo.

Para las actividades de toda índole –grandes y pequeñas, por el bien propio, por la bonanza general de un país, por el reino de un monarca, por el sustento de los mendigos– lo realmente indispensable es una mujer. Se trate de formular oraciones y deseos por lo que se anhela o de realizar ofrendas a los dioses favorecidos, se dice que si uno lo hace uniendo sus esfuerzos a los de una mujer el efecto madurará rápida e inevitablemente.

Este inmenso mundo es como un gran desierto pavoroso; debido al poder de muchas acciones anteriores los seres que en él habitan sufrirán sin remedio. La capacidad de otorgar las comodidades del placer en un mundo tal se asemeja a la magia de los actos de una amiga juguetona. Ella es la diosa poseedora de un cuerpo que con sólo verlo proporciona el placer. Ella es el campo capaz de producir un buen linaje familiar. Ella es la madre que actúa como nodriza y enfermera cuando uno está enfermo, y como poetisa que consuela la mente cuando la aflicción nos invade. Ella es la sierva que lleva a cabo todas las tareas de la vida doméstica. Es la amiga que nos protege con alegría y diversión durante toda la vida. La esposa de uno, con quien uno se ha relacionado en virtud de las acciones anteriores (kanna), está dotada de estas seis cualidades. Por lo tanto, afirmar que las mujeres son adúlteras e inestables es decir algo extremadamente alejado de la verdad.

No existe diferencia alguna entre el hombre y la mujer en lo tocante al adulterio. Si lo examinamos cuidadosamente, el caso de los hombres es peor. Un rey que tiene mil reinas sigue siendo tratado como una persona de alto rango y clase social elevada. En cambio, si una mujer posee a cien hombres, será calumniada como si no hubiera nada comparable.

En el territorio de Persia cada anciano toma alrededor de diez jóvenes esposas, pero si una de ellas comete adulterio, será quemada viva hasta que pierda la vida. Por muy satisfecho que esté un hombre con cinco mujeres jóvenes, ¿cómo podrían las cinco estar satisfechas con un solo hombre? De ese modo, en muchas regiones del mundo los ricos y poderosos disponen de muchas leyes y costumbres adaptadas a sus deseos. Esto recibe el nombre de bondad y, puesto que se adapta a los deseos del monarca del país, los diestros esbozan una sonrisa de aprobación. Pensándolo bien, no hay alivio posible para tanta desgracia. Así pues, no escuchemos los sonidos que profiere una sola voz integrada por seres del mismo sexo masculino; ¡por una vez, demos cumplido testimonio de las características de la verdad y que sólo se oiga el discurso honesto de los rectos e imparciales!

Para una mujer, su hogar definitivo no es el de su padre, y le resulta dificultoso alcanzar el éxito en la búsqueda de su propio camino. Para ella, un esposo es un amigo para toda la vida, como un animal sin cornamenta en un valle desolado. En la India una mujer se inclina a los pies de su esposo cada mañana y, tras mezclar el polvo de sus pies con un pigmento rojo, pone una marca sobre su frente.

Su esposo le proporciona alimentos, vestido y adornos —todo lo que desea— y la conduce en todas sus acciones en lo que le resta de vida. Al margen de respetarlo, para una mujer no existe mayor doctrina. Una mujer renuncia a su esposo y se compromete en la caridad, el ascetismo y demás, pero estas raíces de la virtud realizadas sin consentimiento no serán portadoras de grandes frutos. Debería permanecer junto a su marido y ajustarse en todos los aspectos al concepto de la belleza propio de su protector. Desde las profundidades debería mezclar cuerpo y mente (con los de su esposo) por medio de las diversas actividades del placer y la pasión.

Algunos hombres tienen una amante a la que abandonan. Se dice que los dioses puros temen ser tocados aun por la brisa que dispersa el polvo de los pies de una mujer de cuerpo y ética degenerados. Se dice que los dioses huirán.

La mitad del cuerpo de un marido es su esposa, y la mitad del cuerpo de una esposa es su marido. Con el cuerpo separado en mitades resulta incluso difícil hablar de los animales. Pensándolo bien, si uno puede alcanzar el final de una vida habiendo establecido una mente para el amor hacia su compañero sin que presente dos caras, el propio cadáver se convertirá en un objeto de culto.

Dejar de elogiar como apropiado aquello que no lo es, abandonar las distintas y variadas formas del adulterio, y poner un signo de la copulación (un niño) sobre el pecho de una mujer constituyen los caminos respetables del mundo.

Aunque mucho es lo que se ha dicho sobre las características que hacen que una mujer sea adecuada o inadecuada para el acto, por lo general es suficiente proceder de acuerdo con las costumbres predominantes en la región donde uno habita. Los indios están fuertemente constreñidos y se les prohíbe copular con una viuda. Cuando examinamos esta cuestión a la luz del raciocinio, no vemos los motivos de tal prohibición, e incluso hallamos un gran beneficio (en mantener relaciones sexuales con viudas). Por consiguiente, las viudas jóvenes que han dejado atrás su dolor serán sin duda aptas para el acto.

La costumbre de permanecer tres años sin conocer a un solo hombre después de la muerte del esposo es cosa común en muchas regiones. De ser posible, y puesto que se trata de una muy buena costumbre, debería observarse.

En algunos sistemas de comportamiento se dice que, debido a que las viudas no están limpias, no deberían comerse los alimentos que ellas preparan. Empero, esto no es más que el resultado de la transmisión del discurso de algunos brahmines inmisericordes. En la India, en tiempos antiguos, una mujer, a la muerte de su marido, moría también lanzándose a la pira. Y si no podía arrojarse al fuego, se la consideraba un cadáver viviente. Dicho esto, está claro que la idea de la falta de limpieza de las mujeres viudas proviene únicamente de esta creencia.

Las tripas del cuerpo son todas y sin excepción sucias; en el exterior todos los seres tienen piel. La discriminación de los seres humanos y su distinción entre limpios y sucios tiene su raíz en los sistemas no budistas.

Es más, existen muchas explicaciones para sostener que los parientes de una misma estirpe no son aptos como compañeros del acto sexual, pero, más allá de ser la costumbre en una región o zona determinadas, resulta difícil determinar en un único precepto qué es adecuado y qué no lo es. Sin embargo, la copulación con la mujer de otro constituye la base para la ruptura de la amistad y el surgimiento de peleas, controversias y disputas. Y este es un hecho lamentable, desvergonzado y pernicioso que proporciona sufrimiento en esta y en otras vidas futuras, motivo por el cual la gente de bien debería evitarlo como si se tratara de una enfermedad contagiosa.

En el *Kama Sutra* se explica que es adecuado hacerlo con la esposa de un hombre que ha partido hacia un lugar lejano, pero, dado que el nacimiento de un niño en un futuro no muy distante suscita problemas como los que se han mencionado anteriormente, será mejor evitarlo.

Los seguidores del maestro Babhravya dicen que no existe falta al hacerlo con la esposa de otro cuando no se trata de la mujer de un brahmín o un gurú. Se trata de un engaño formulado con mentiras desvergonzadas. Dado que en su mayoría los autores de los opúsculos solían ser brahmines, fueron redactados de esta manera. Si una persona inteligente desafía las argumentaciones que aparecen en dichos opúsculos engañosos recurriendo a citas de las escrituras, (la verdad) saldrá a la luz. Se dice muy claramente en el *Tantra de Kalachakra* que los brahmines tienen una negra disposición para con sus mujeres. Son muchos los países donde los tíos y las sobrinas viven juntos, donde un hermano y una hermana cohabitan, o donde los hermanos y las hermanas de una misma familia viven bajo el mismo techo. Ese país cuya sociedad consiente la convivencia con los de un mismo linaje es un país de buenas costumbres.

Las parejas

Un varón a la edad de dieciséis años es un varón todavía pubescente y a los veinticuatro es un hombre completo. Una fémina a la edad de trece es pubescente mientras que a los dieciséis es una mujer completa. Por consiguiente, un varón de veinticuatro años y una mujer de dieciséis o dieciocho años son a un tiempo aptos para el sexo. A partir de esa edad ambos pueden forjar un hogar. Si uno espera mucho tiempo después de esas edades, se dice que padecerá enfermedades muy diversas. Si a una edad temprana los hombres lo hacen con las mujeres, perderán su potencia y envejecerán prematuramente. Sin embargo, si son las mujeres quienes conocen varones a temprana edad, se dice que prevendrán el envejecimiento. Esto no es algo que yo haya inventado; estoy explicando algo demostrado por medio de la experiencia de los hombres y las mujeres de edad avanzada.

El sufrimiento derivado de la privación del deseo consiste en una quemazón de los cuerpos que dura noche y día. Aunque para un joven se trata de un gran sufrimiento, sus mayores siempre le restarán importancia. Es más, para las muchachas que viven bajo la protección de sus padres y vinculadas a ellos, éste será un sufrimiento desmedido. Por lo tanto, cuando alcancen una edad apropiada, el hombre y la mujer sin duda alguna necesitarán encontrar la manera de convivir.

La pasión de una mujer joven por un hombre no puede compararse con el ansia de agua que padece el sediento. La contemplación de una mujer por parte de un hombre apasionado no es siquiera comparable al deseo de alimento que padece el hambriento. La prevención a cargo de unos progenitores estrictos no es comparable al hecho de ser confinado en un hoyo oscuro. Ser constreñido por reglas muy estrictas ni siquiera puede compararse a ser puesto en la picota. Si la capacidad de uno para la renunciación no es completa, la pasión es como un gran río que, aunque detenido por una presa, siempre conseguirá soltarse. Es más, si la renunciación es como recaudar los impuestos que exige una normativa indeseable, será como tratar de arrastrar grandes rocas montaña arriba.

La asociación con un compañero —llegado hasta uno en virtud del poder de los actos previos (*karma*)—, con tanto amor como el que uno siente por la propia vida y con el abandono de toda intriga y del adulterio, constituye la mejor de las éticas. Cuando las facultades se hayan apagado y la mente haya alcanzado la paz, si los hombres y las mujeres de cabellos ya canos se esfuerzan en el camino de la religión y habitan en un lugar donde reina la soledad, alcanzarán sin lugar a dudas el comportamiento excelente de tiempos anteriores. En consecuencia, siempre que se alberga al caballo salvaje de los sentidos y se dispone del poder necesario para adentrarse en el lugar de la pasión, y aunque se alimente con los placeres de la pasión, ¡cómo podría un ser inteligente toparse con la culpa!

Si vive del trabajo propio y según la enseñanza correcta,

Si lo hace siempre con la esposa propia, controlando los sentidos,

Y si disfruta del tiempo pasado con los amigos que a su morada se acercan,

Un ser excelente encuentra la liberación en el hogar.

La sangre, fluido regenerativo

La sangre es la esencia del cuerpo humano, y la esencia de la sangre es el fluido regenerativo. El sosiego del cuerpo, la claridad de la mente y otros estados dependen mayormente de esta esencia. Si se dañara este fluido esencial a causa de alguna enfermedad grave del cuerpo o por haber mantenido relaciones sexuales con prostitutas, o por cualquier otra circunstancia de esta naturaleza, es cierto que el linaje de ese muchacho terminaría. Los progenitores de este tipo no engendrarán hijos, y si lo hicieran, el niño moriría muy pronto; y aun cuando el hijo no muriera, él o ella padecería problemas físicos. Por eso, se impone una conducta cuidadosa en lo tocante a esta materia.

Está claro que si las cosas que tienen forma se agitan, remueven y frotan unas con otras, su esencia surgirá. Por ejemplo: si dos nubes se mezclan caerá un torrente de lluvia, mientras que al frotar dos palos aparecerá una lengua de fuego. De manera similar, la mantequilla es la esencia de la leche, que en primera instancia permanece mezclada en la leche. Sin embargo, si se vierte en una vasija y se bate, se producirá calor en la leche por fases, y su esencia se revelará por separado. También de manera similar, la esencia de la sangre es el fluido regenerativo, pero al principio se encuentra disuelto en ella. Empero, si se bate como resultado de la acción de un hombre y una mujer, el poder de la pasión producirá calor en la sangre, y el fluido regenerativo, como en el caso de la mantequilla, aparecerá.

Siete gotas de la esencia de los alimentos producen una gota de sangre en el cuerpo de un ser humano. De una taza llena con sangre sólo se produce una gota minúscula de fluido regenerativo.

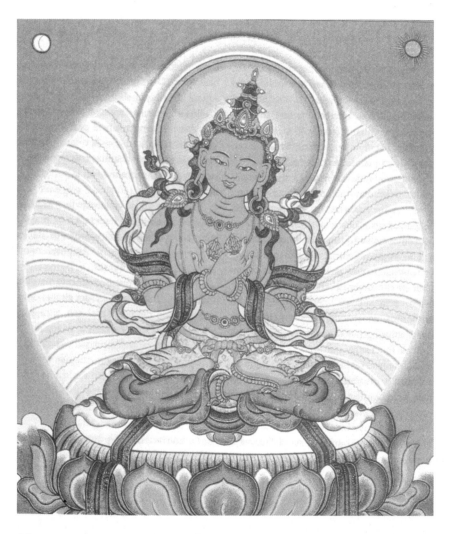

Debido a que la mujer menstrua, su poder físico es menor, su carne es floja y suave, su piel es fina, sus sentimientos son extremadamente agudos, y con la edad desarrolla muchas arrugas. Sin embargo, no existen diferencias entre los cuerpos del hombre y la mujer en lo referente a sus formas exteriores. Entre todo lo que un hombre tiene, no hay nada que no tenga una mujer, aun el pene y las gónadas están presentes en el interior de los genitales femeninos. La piel del varón recogida en la raíz de su órgano se corresponde con los labios de los costados de la vagina. Debajo de los labios hay un pedacito de carne del tamaño de un dedo (el clítoris), que, cuando brota la pasión, se levanta y se endurece. Es equivalente al miembro viril y, al ser estimulado con un dedo, la pasión rápidamente brota en la mujer. En el momento de la cópula el clítoris está como se ha descrito y, más aún, se dice que en este instante el prurito de la pasión es mayor.

Las dos partes de la piel del escroto dividido en dos mitades se hallan en ambos costados de la vagina. De manera análoga, hay un útero en el estómago masculino; esta es la causa de la hinchazón de los pechos de un muchacho. Centrada sobre el falo aparece una ranura, que no es sino la línea de cierre del órgano genital femenino. Se cuenta que las mujeres oriundas de Lotiyana en el Shindu (el valle del Indo), en la Gran Persia, son muy apasionadas; es algo bien sabido en el mundo entero. Poseen un clítoris de gran tamaño, que en ocasiones incluso emerge de entre los labios. Algunas mujeres pueden incluso realizar el acto con otra mujer, pues sus dimensiones son casi como las del miembro viril. Para algunos, usualmente se encuentra nítidamente fuera de los genitales femeninos.

Por lo general una muchacha de Occidente es hermosa, esplendorosa y más valiente que otras muchas. Su comportamiento es hosco, y su rostro es como el de un hombre. Puede incluso presentar vello alrededor de sus labios. Terrorífica y nada asustadiza, sólo puede ser domesticada por medio de la pasión. Capaz de chupar el falo durante el juego amoroso, se sabe que la muchacha de Occidente bebe el fluido regenerativo.

Algunas del tipo de clítoris grande poseen ambos signos sexuales, o bien pueden cambiar de uno a otro según las circunstancias. Son muchas las mujeres que, en virtud de un pequeño cambio físico, se han transformado en hombres. Paralelamente, de todos es conocido que algunos hombres cuyos penes se retraen en gran medida se han transformado en mujeres.

Aquel cuya esposa presente una pasión muy vigorosa engendrará un linaje familiar compuesto definitivamente por varones. Así pues, quienes deseen tener hijos varones deberían escoger y tomar por esposa a una mujer apasionada.

A modo de ejemplo cabe citar la planta Sho-mang, de textura suave y seca, que al ser empapada con agua se endurece y se hincha. Igualmente, cuando las gotas de sangre se reúnen, los órganos masculino y femenino sufren una erección y se hinchan. Cuando se genera la dicha en las partes íntimas, la atención de la mente queda concentrada en ese punto. A causa de ello, los alientos vitales (por ejemplo, energías) y la sangre se concentran, colmando el centro del miembro viril, tras lo cual se produce la erección del falo.

La pasión de un hombre es leve y se estimula fácilmente, siendo así que la pasión de una mujer es profunda y brota con dificultad. Por consiguiente, si uno necesita estimular la pasión de una mujer intencionadamente y mediante los diversos métodos de la pasión, se dice que los labios y los nervios internos, la piel de los costados izquierdo y derecho de la boca de la vagina, la boca del útero y los puntos de los pechos emergen y se hinchan al generarse la pasión. En el caso de los hombres, el falo por entero, la región pubiana y los lugares con vello experimentan el sentimiento del placer cuando se origina la pasión. Al frente del falo se ubica un nervio esencial.

Con todo, la dicha femenina se halla ampliamente diseminada y no puede identificarse. La mujer siente el placer en todos los lugares situados debajo del ombligo, en la zona superior de los muslos, el interior de la vagina, la puerta del útero, el ano y el área que rodea las nalgas. En otras palabras, todas las áreas interiores y exteriores de las partes bajas del cuerpo de una mujer son invadidas por un sentimiento glorioso y, dado que tal es la dicha que percibe, suele decirse que todo el cuerpo de una mujer constituye el órgano femenino.

Todos los sistemas que sirven para explicar si las mujeres tienen o no una emisión regenerativa discrepan. En el volumen titulado Sutra para enseñar a Nanda a su entrada en el útero y en los tantras de las Escuelas de la Nueva Traducción (Sarma) se dice que las mujeres poseen un fluido regenerativo. Los seguidores del maestro Babhravya explican que desde el momento en que se inicia el acto de la copulación y hasta su fin las mujeres presentan una emisión regenerativa. Por consiguiente, se dice que si uno calcula el placer que deriva de la pasión, la mujer siente un placer cien veces superior al experimentado por el varón. Sin embargo, otros aseguran que la secreción femenina fruto de la pasión se toma por un fluido regenerativo cuando no lo es.

Allí donde se concentra el poder de la mente, los nervios del órgano de los sentidos son extraídos, siendo así que los fluidos internos resultan exprimidos y emitidos. Cuando contemplamos un alimento delicioso, segregamos saliva. Cuando nos sentimos abochornados, nuestro cuerpo suda. Cuando se suscita la pasión, el fluido femenino hierve. Cuando nos sentimos felices y desdichados, las lágrimas brotan de nuestros ojos. Por lo tanto, cuando la pasión, la tristeza, etc. empiezan a generarse, en el ámbito de la mente, si los sentimientos se detienen, no habrá impedimento alguno, lo cual es muy bueno. Sin embargo, cuando se producen sentimientos y emociones muy fuertes y poderosos, si son interrumpidos con rigidez, esa fuerza irá a parar a los alientos vitales del corazón y así sucesivamente. Mirado desde fuera, esta será la razón por la cual quienes permanecen solos tienen demasiado aliento vital del corazón.

Aun cuando las mujeres tengan un fluido regenerativo, y al margen de que decrece por grados como cuando el hielo se derrite, no se asemejará al que tenemos nosotros, los hombres, a esa emisión súbita e instantánea y de ingente cantidad. En consecuencia, las mujeres no quedan satisfechas inmediatamente después de su emisión y no experimentan una inversión del deseo como la que experimentan los hombres. Asimismo, pese a que después de la emisión uno continúa agitándose, una mujer nunca lo percibirá como algo insoportable, como hacen los hombres. Una mujer dice que a medida que se produce la secreción gradual del fluido femenino, la vagina se humedece toda vez que la sensibilidad y el placer se incrementan. De ser ese el caso, bien podría ser que Babhravya tuviera razón (en lo tocante a la mayor intensidad de la vivencia del placer sexual por parte de la mujer).

El maestro Kumaraputra afirma que el hombre y la mujer no difieren con respecto a la emisión del fluido regenerativo. Sin embargo, en la actualidad, las personas más instruidas así como las mujeres que han estudiado muchos libros dicen que la mujer no presenta líquido regenerativo. Debido a que me gusta la conversación sobre las partes bajas, pregunté a muchas de mis amistades femeninas, pero aparte de enseñarme el puño y moverlo ante mis ojos con lástima y entre risas, no conseguí encontrar una sola que me diera una respuesta sincera al

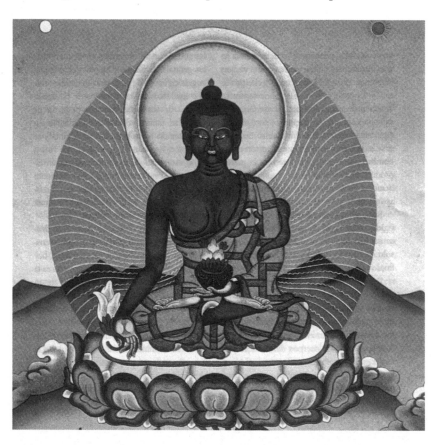

respecto. Aunque las diosas Sarasvati y Tara hablarían con honestidad, ellas definitivamente no tienen ni pizca. Desde mi experiencia puedo decir que las mujeres carecen de fluido regenerativo, pero es cierto que existe alguna secreción. Si se trata de un fluido o de un aire, eso es algo que podrá saberse si lo investiga un hombre maduro y experimentado.

En cada ocasión de la copulación las mujeres tienen la dicha final. Cuando una pareja copula varias veces seguidas, la emisión del líquido seminal masculino en la primera de ellas se produce rápidamente, y el varón evidencia una pasión más potente. No obstante, en las mujeres ocurre lo contrario. Se dice que la primera vez su pasión tiene escasa fuerza, si bien sufre un incremento en cópulas posteriores. Por este motivo, los hombres que no emiten su líquido seminal durante un tiempo prolongado y cuyo poder fálico no decrece rápidamente son capaces de proporcionar a la hembra las glorias de la pasión. Esto es lo que las mujeres comentan en grupo de puertas adentro en sus hogares.

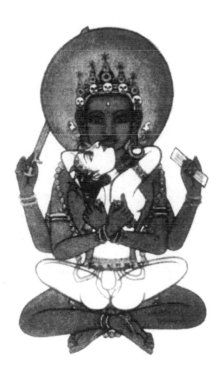

Se dice también que la manera en que se consuma la dicha femenina es similar al modo en que se produce satisfacción cuando se siente una comezón en algún punto del cuerpo y la persona rasca ese punto con el dedo. Empero, de todos es conocido que durante la copulación la mujer goza de una dicha al menos siete veces mayor que la experimentada por el hombre. Con la salida del fluido seminal finaliza el placer que siente el hombre. Cuando el escozor de la pasión se disipa finaliza la dicha de la fémina. Así las cosas, si el acto apasionado se lleva a cabo muchas veces, este hecho consumirá el cuerpo del varón en gran medida, algo que no se asemeja al efecto que la cópula sucesiva suscita en el cuerpo de una mujer. Dado que la vagina y los labios no son sino piel desnuda

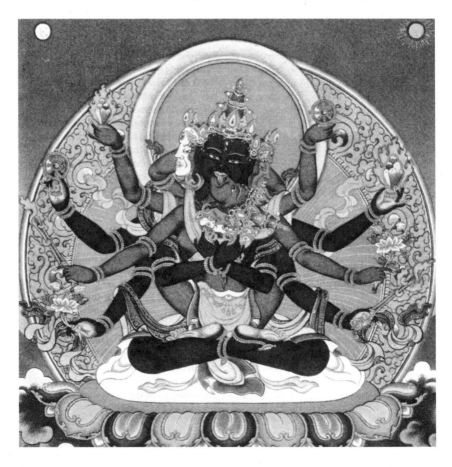

al descubierto, el placer y el dolor que experimentan las mujeres son extremadamente grandes, muy semejantes al roce con la abertura de una herida en carne viva.

Así pues, pese a que la manera en que se producen los placeres de la pasión en hombres y mujeres difiere ampliamente, desde la propia experiencia individual uno no puede decir al otro «Esto es así».

Los abrazos

Si, a la manera de ladrones temerosos que dan cuenta de una comida, una pareja se limita a acariciarse queda y suavemente sobre un lecho oscuro y llega a emitirse el líquido seminal, la fiesta de la pasión no será completa. Por consiguiente, los hombres y las mujeres apasionados deberían conocer las sesenta y cuatro artes de la pasión que despiertan los sabores de la dicha, tan variados como los sabores de la melaza, la leche y la miel. Cualquier mujer que conozca bien las formas de la pasión que enloquecen la mente de un hombre y sea capaz de hechizarlo llegado el momento del placer será considerada la mejor de las mujeres.

Existen sesenta y cuatro artes de la pasión, que resultan de la división de cada una de las ocho -los abrazos, los besos, los pellizcos y los arañazos, los mordiscos, las presiones, los sonidos eróticos, las maneras de la copulación y las actividades del hombre (realizadas por una mujer) en ocho subdivisiones. Succionar, chupar, dar palmadas o bofetadas y acariciar con la lengua, innumerables son los actos inciertos, tales como el *mukhamaithuna* (el sexo oral), todos a la disposición de varones y féminas apasionados en grado extremo.

Los ocho abrazos

1. Al tiempo que se busca un pretexto para entablar conversación, uno toca los hombros desnudos de una persona nueva, en un pasaje angosto o al recoger o depositar alguna cosa. Esto recibe el nombre de **tocar o acariciar**, o *sprstaka*.

2. En un lugar solitario, ella coloca sus muñecas en la zona posterior del cuello de su compañero y lo roza con las puntas de sus pechos. Esta acción recibe el nombre de **perforación**, *viddhaka*.

3. Empleando artes salvajes con una pasión desenfrenada, él pone a la mujer contra una pared y la muerde en la mejilla y en el hombro con insistencia. Esto se llama **apretar**, o *piditaka* en sánscrito.

4. Las dos manos de la fémina abrazan el cuello del varón. Al tiempo que ambos compañeros tocan mutuamente sus respectivos vientres, el hombre agarra a la mujer y la eleva. Este abrazo recibe la denominación de **enredadera hermanante** o *latasvestha*.

5. La mujer sitúa un pie sobre la cintura del hombre y con el otro presiona los dedos del pie de su compañero. Con su mano atrae hacia sí la cabeza del varón, y se funden en un beso. Esta combinación se llama **trepar al árbol**.

6. Ambos entrelazan muslos con muslos; ella dirige sus senos hacia el pecho del hombre; y agita la parte superior del cuerpo mientras fija la vista en su compañero. Este abrazo se denomina **el viento agita el árbol de Palmira**.

7. Con la pasión enardecida ya como el fuego, la pareja se tumba o permanece en pie. Tras abrazarse, la mujer señala la zona inferior de su cuerpo y luego hace lo propio en dirección a la del hombre, y se unen. A esto nos referimos con el nombre de **la forma de una bandera ondeante**.

8. Ambos son arrastrados a la oscuridad de la pasión y, juntando pechos y genitales, se abrazan desnudos en el lecho. Es lo que se llama **la mezcla del agua y la leche**.

Excitadas por estas formas, las mujeres sueltan
Sus cabellos, besan y acarician el falo,
Transformándose en vacas complacientes que
satisfacen todos los anhelos
Sin fingimiento ni embarazo.

Éstas son las distintas formas del abrazo.

Los besos

1. Cuando un hombre y una mujer que se conocían anteriormente vuelven a encontrarse, en primera instancia y con el semblante alegra, se tocan las mejillas y se besan. Esto se llama el **reconocimiento mutuo** o *pratibodha*.

2. A una muchacha de rostro tímido se debe pellizcar en el cuello y besar en la oreja, así como en la coronilla. Esta forma recibe el nombre de **beso inicial**.

3. Una joven que ha bebido en soledad la cerveza de la pasión y la miel de la vergüenza besa, produce una vibración al abrir y cerrar los labios. Este beso se denomina **rítmico** o **palpitante**, o *sphuritaka*.

4. Una mujer en proceso de cambiar su aspecto roza y friega el cuerpo del hombre con su lengua y sus labios. Dado que se trata de un signo claro de haber engendrado el placer, recibe la denominación de **señal** o *nimitaka*.

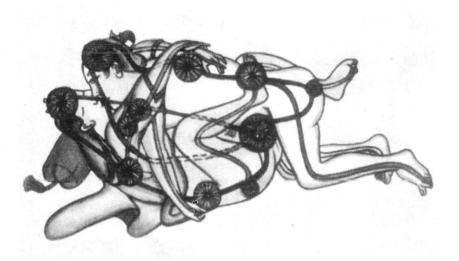

5. Desviando la mirada fruto de las punzadas de la pasión y acercando la mejilla a la nariz, se besa, frotando delicadamente el interior de la boca con la punta de la lengua. Esta acción recibe el nombre de **noria**, *ghatika*.

6. El hombre besa todos los rincones del cuerpo de la mujer. Inmediatamente después, la mujer responde a sus besos besándolo en los mismos lugares. Esto se denomina el **beso posterior**, o *uttara*.

7. La boca del hombre besa y lame el vientre de la mujer en posición yacente, y con la mejilla acaricia el hueco de su cintura. Esto se llama el **joyero**, o *pitaka*.

8. Embriagada por la pasión e insatisfecha, la mujer besa el falo en extensión. La fuerza jubilosa surge y ella embelesada, bebe. Estos son los ocho besos del gran deleite.

Las orejas, la garganta, las mejillas, las axilas, los labios, los muslos, el estómago, los pechos y la vagina son los nueve puntos focales que constituyen los nueve lugares del beso. Deben dirimirse los que son adecuados e inadecuados en función del pensamiento propio. En particular, el área que se extiende desde la base de los pechos hasta las rodillas sólo puede ser apaciguada mediante el toque del sexo.

Dicho con pocas palabras: aquellos lugares del cuerpo que otros normalmente no tocan presentan una alta sensibilidad. Se dice que las zonas que liberan calor y humedad, además de todas las oquedades de la carne donde crece el vello, constituyen las puertas de la pasión.

Una y otra vez no deje de mirar los nueve puntos, sin cesar. Determine cuáles son los adecuados y cuáles los inadecuados según su propio juicio.

Es más, puesto que la esencia física se desplaza por todos los lugares del cuerpo día tras día, suele decirse que si besamos y estimulamos dichos lugares en momentos determinados la pasión crecerá en gran medida. Desde el alba hasta las doce del mediodía del decimosexto día (del mes lunar) la esencia permanece en la parte alta de la cabeza. De manera similar, el día decimoséptimo se encuentra ya en las orejas, y en la nariz el decimoctavo. Entonces, desde el día decimonoveno y hasta el final del mes, día tras día y paulatinamente, se desplaza en dirección a la boca, las mejillas, los hombros, el pecho, el vientre, el ombligo, la cintura, la región pubiana, los muslos, las rodillas, las pantorrillas y el empeine de los pies. Nuevamente, el día primero del mes se localiza en las pantorrillas, el segundo día en las rodillas, y el tercer día la encontramos en los muslos. Y lo propio puede aplicarse a las partes del cuerpo restantes durante los días que siguen y hasta el decimoquinto, cuando invade todo el cuerpo.

Besa en un principio los hombros, después las axilas,
Y luego avanza con lentitud hacia el vientre.
Si estás enardecido y lleno de picardía, besa los muslos y la vagina.
Y lleva el agua de los canales al lago.

Estas son las actividades del beso.

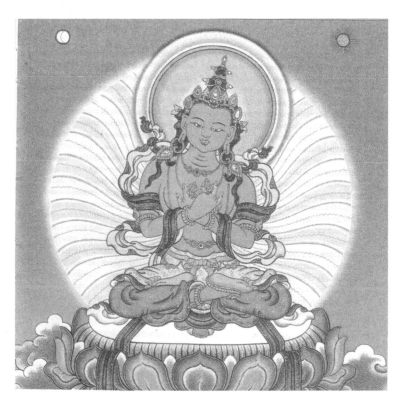

Los pellizcos y los rasguños

Emitir sonidos eróticos, las risas, los clamores, propinarse palmadas mutuamente, o bofetadas, morderse y pellizcarse con fuerza, y los movimientos alternos de arriba abajo son comportamientos que se integran en la llamada batalla del sexo apasionado que se establece entre el hombre y la mujer. Los mordiscos fruto de la excitación, asir con fuerza y la búsqueda del momento propicio para la copulación por medio de rudos juegos preliminares y brusquedades varias son acciones naturales de la pasión que se aprecian tanto en los animales del bosque como en los seres superiores.

1. Como preparación, el rostro del placer se revela. Se profieren ruidos y gruñidos. Los brazos del varón ciñen la cintura de ella, y pellizca ligeramente sus senos, siendo así que esta acción deja pequeñas marcas como granos de arroz. Lama desde la boca de su vagina hasta el ombligo, y presione y frote su piel con el dorso de la uña del pulgar. Esta acción causa una gran picazón en la mujer, y recibe el nombre de la línea prolongada o dirgarekha.

2. Con el rostro ruborizado por el hervor de la pasión, abrace su torso y sus pechos como un conquistador. Ambos se frotan la espalda mutuamente, en sentido descendente y empleando las uñas de los dedos. Este comportamiento recibe el nombre de la marca del tigre.

3. Ella toma el falo y lo aprieta en la palma de su mano, presionándolo con el pulgar. Con los cuatro dedos restantes juntos, ella ciñe la raíz del miembro y circula a su alrededor. Esta caricia se denomina el círculo o mandala.

4. Con sus manos palpa las carnes de un muslo y de uno de los pechos, y pellizca con fuerza empleando las cuatro uñas de los dedos, y esporádicamente asciende hasta los hombros, que también frota. Esto se designa con el nombre de la forma de la media luna.

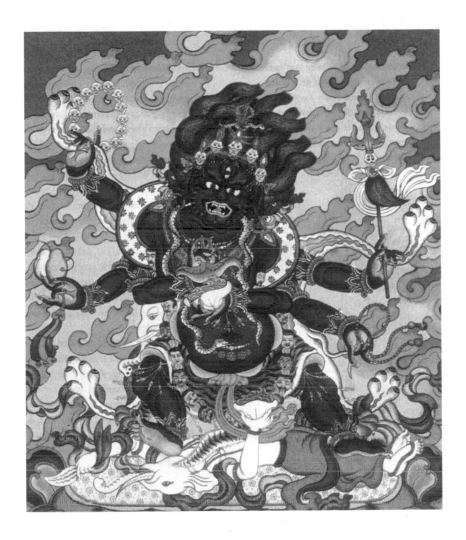

5. Él aprieta con sus manos los pezones de su compañera, así como la boca del lugar de la reproducción, pellizcando a su vez fuertemente con las uñas de los dedos. De esta acción resultan cuatro marcas en ese punto. Esto es lo que se llama la marca de la pata del pavo real.

6. Con total enardecimiento, rasguñe y arañe y pellizque la espalda con los cuatro dedos. Esto recibe el nombre de las marcas del co-

nejo saltarín. Después de hacerlo una vez será entonces el turno del amante, que se arqueará y comenzará de nuevo.

7. En la parte alta de los hombros, entre los hombros, el pecho y el vientre, arañe con las uñas de los cinco dedos, de modo que aparezcan cinco marcas coloradas. Son los pétalos del loto.

En los muslos, por detrás y en los senos realice arañazos muy profundos y enrojecidos. Sienta las axilas con los dedos extendidos, haga lo propio con la zona alta de la cabeza, la vagina y el falo, y pellizque sin llegar a herir. También se dice que a menudo resulta apropiado pellizcar hasta infligir heridas en los hombros, el cuello y la región posterior de los hombros. Se cuenta que hasta que sanen las heridas y desaparezcan, no podrá olvidarse el disfrute de la pasión.

Los pellizcos y los rasguños tienen como propósito superar el encogimiento de la extremidad fascinante, distraer la mente, aliviar la comezón del cuerpo y canalizar la fuerte pasión interna. Se dice que posteriormente, llegado el momento de la separación, si un hombre y una mujer se pellizcan vigorosamente con las uñas de los dedos en el pecho y la zona alta de la cabeza, esta acción les ayudará a recordar y a no olvidar. Hay quien sostiene que esta es la razón que motiva la marca anaranjada que presenta la mujer en la coronilla.

Al encontrarse, pellizque los hombros y el cuello. Y al aproximarse el instante de la penetración del miembro en la vagina, pellizque sus senos. Cuando copulen, pellizque la espalda y la cintura. Llegado el momento de la emisión, frote la columna vertebral. Siempre y cuando no sienta vergüenza ante la desnudez femenina, siempre que se asfixie su garganta y el agua del deseo caiga y se desborde, cuando el fluido seminal se aproxime a su emisión, hasta ese preciso instante muerda y pellizque. Cuando el hombre está próximo a descargar, los pellizcos enérgicos de la mujer en la mitad superior de las orejas de su amante derivarán en una salida fulgurante del líquido seminal. Asimismo, algunas veces resulta muy útil prodigar pellizcos en las axilas.

Una vez que se haya habituado a las actividades del pellizcado, descubrirá que el acto amoroso no producirá satisfacción en su ausencia. En muchas regiones las mujeres ansían el contacto de las uñas de los dedos, y realizar el acto sin mordiscos ni pellizcos es equiparable a hacerlo sin besarse.

Los mordiscos

Después del primer encuentro, cuando la pasión se intensifica o si se aproxima el momento del coito, él debería apretar y darle pequeños mordiscos que no produzcan dolor.

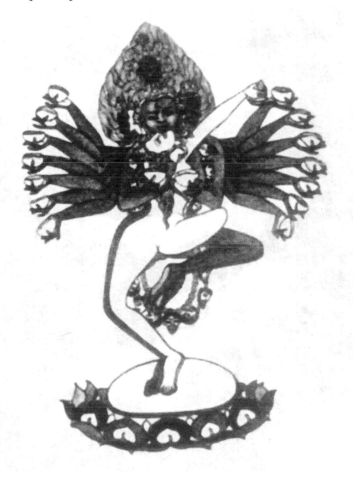

8. Además de agitar el cuerpo y emitir sonidos, el hombre debería besarla en la nuca y en el cuello. Seguidamente, debería sujetar el labio inferior de ella con los dientes y apretarlo con delicadeza. Esta acción recibe el nombre de la marca de puntos, o gudaka.

9. Besándola con intensidad y mientras los dientes se tocan, sujete fuertemente el labio con los dientes. De esta acción resulta ulteriormente una hinchazón. Y por ello recibe el nombre de hinchazón, ucchunaka.

10. El rostro de él se aproxima al rostro de ella, y se pronuncian las palabras de la pasión. Sendas marcas muy finas de los dientes aparecen en dos puntos situados entre el labio inferior y la barbilla. Dos marcas conocidas como las gotas de ambrosía.

11. Marque las mejillas y los hombros con la impronta de los mordiscos, y enseguida aparecerá una línea de puntos enrojecidos. Reciben el nombre de joyas coralinas.

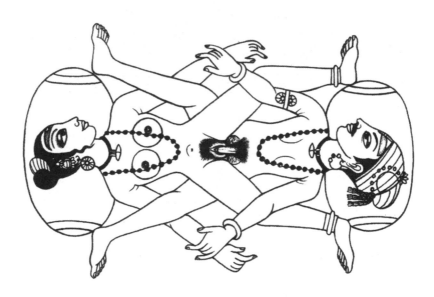

La intensidad de la pasión no es artificial ni surge por sí sola.

12. Apriete a la mujer, desnuda, contra un cojín, y contemple todo su cuerpo de abajo a arriba. Mordisquee a continuación las partes más carnosas. Esta actividad recibe el apelativo de la colección de gotas o bhindumala.

13. Con excitación y anhelo, una y otra vez ponga los dientes en la zona superior de los pechos y en las mejillas del traserotrasero. Estas ligeras marcas se denominan jirones de nube.

14. Las bocas se unen, y se sorben los labios y la lengua con fuerza, que se atraen hacia sí y se atrapan entre los dientes. Luego, se tira ligeramente de ellos. Esta actividad se llama las anteras de una flor, puspakesa.

15. De ese modo, después de que se ha manifestado una fuerte pasión, una la boca con las mejillas, las axilas y los lugares situados por debajo del ombligo. Presione con los dientes inferiores y frote hacia arriba. Esto se llama la raíz de álamo.

Cambiando todas las formas -bellas, sonrientes y apropiadas-
Como las creaciones de un mago, la Gran Mujer Temerosa
Con el semblante ruborizado de la risa, encendido
Con los matices de la sangre, recibe el nombre de la bolsa de pasión.

Esas son las formas del mordisco.

Los modos del placer

De inmediato, con sólo ver las marcas de las uñas de los dedos sobre los senos de una mujer joven, y al vislumbrar las marcas de los dientes de la fémina en el cuerpo del varón, aun el pensamiento de una reina flaqueará súbitamente, y se disipará toda compostura.

Se dice que un mensajero femenino cuyos labios presentan la sangre de las heridas y cuyo cuerpo está cubierto con las marcas profundas de las uñas de los dedos que son fruto de la pasión fiera de un hombre joven engatusa a la querida. Se cuenta que mediante el obsequio de flores, frutos, melaza, atavíos y artículos semejantes, marcados con las uñas y los dientes, la pasión atrae y controla la mente.

Dibuje la forma del acto de la copulación de los animales salvajes sobre las hojas del árbol de Nandakaras y muéstresela a ella, con sigilo, en un lugar solitario. Se dice que de este modo puede controlarse a una princesa.

En algunas regiones de la India todavía pueden verse las marcas de un mordisco debajo del labio inferior de las mujeres. Se comenta que la intensidad de la pasión que se produce (de tal suerte en el hombre) constituye un adorno para la mujer.

Esta pasión que alcanza a todos los hombres y mujeres sin esfuerzo y por mor de su propia naturaleza viene acompañada de una cierta vergüenza. Con un ligero empeño, la naturaleza propia de cada uno se revelará en toda su desnudez. Contemple el dibujo de una durmiente desnuda, contemple a los caballos y al ganado cuando copulan, escriba y lea tratados sobre la pasión, y narre historias varias de la pasión.

Aun cuando la juventud haya pasado, y siempre que la pasión no se haya apaciguado ya, los canales y flujos conservarán su calidez, debido a lo cual las proezas físicas, internas y externas, no menguarán.

La dicha innata no es artificial ni surge por sí sola, pero todo el mundo porta una máscara de pretensión. Por consiguiente, llegado el momento del placer, el hombre y la mujer deberán abandonar toda costumbre y todo fingimiento.

¿Quién puede distinguir lo limpio de lo sucio en las partes alta y baja del cuerpo? ¿Cómo argumentar que pueden definirse las partes alta y baja del cuerpo como algo bueno o malo? Que las partes altas son satisfactorias y las bajas deben ocultarse constituye un síntoma de buena conducta harto corriente.

Los ríos de una zona incrementan su belleza;
Las espinas del prejuicio sólo son las raíces de la enfermedad.
Sin la meditación uno puede evitar los prejuicios,
Y una persona corriente obtendrá la dicha del sexo.

bahumulakucadvandvayo
nisparsanadarsanat
kasya na skhalati citta retah
skanna ca no bhavet

No existe ser cuya firmeza mental no disminuya
Y cuyo líquido seminal no gotee
Al contemplar y acariciar los hombros,
Los pechos y los genitales de una mujer.

Enseñaré en presencia
Del fragante hogar de la pasión,
Que se asemeja a la forma de una hoja madura del árbol de bodhi,
Desprovisto de pelo allí donde hierve el fluido húmedo y suave.

De la misma forma que un hombre se inflama, tanto así una mujer diestra acaricia y se toca, levanta y muestra sus senos, y lo embriaga más si cabe con las palabras de la pasión. Gruñe y lo besa una y otra vez, dirigiendo el pecho y sus partes bajas, abrazándole. Adoptando la forma de la embriaguez completa, y despojada de sus ropas, desnuda su cuerpo. Luego, tras abandonar todas las actitudes vergonzosas y con el rostro colorado de la pasión ardiente, dirige su mirada al falo endurecido del hombre. Lo mece, lo frota y lo acaricia con su mano, embriagando de tal suerte a su amante.

Ay, el rey del placer proporciona la senda de la vida
Para las mujeres del mundo.
Llevad el poder de una vida de deseo de lo duro y lo estable
A este torbellino de pasión con las olas del amor.

En la caja llena con la carne de las panes bajas
Del cuerpo desnudo de esta mujer joven y madura,
Nacida para mostrar y dar el placer de los placeres,
Reside la esencia de todo el placer de los placeres.

Poned la flor del fingimiento tras la oreja.

Desprendeos de la planta de la duda como del alimento de los pájaros.

Un cuervo hembra y de color negro ahuyenta el pez femenino de la vergüenza.

Todo lo que uno no es, consigue serlo en este momento.

Con sólo ver la saeta de la pasión sin desenvainar en el arco de las flores,

La joya cargada con leche de ambrosía,

Y teñida del color rojo y oleoso del coral,

Aun las hijas de los dioses caerán postradas a tierra.

En una sencilla caricia con la punta de la joya está el gusto.

Entrar constituye la melaza más deliciosa.

Frotar y apretar es tan dulce como la miel.

Dadme los sabores dulces, deliciosos, variados.

Se levanta como el lomo de una tortuga y presenta una boca-compuerta cerrada por la carne: la entrada del loto, que arde con el calor de la pasión y embriaga. Ved esta cosa sonriente a causa de la brillantez del fluido de la pasión. No es una flor de mil pétalos, ni de cien; se trata de un montículo dotado con la dulzura del fluido de la pasión. En él está la refinada esencia de los jugos fruto del encuentro del juego del blanco y el rojo (de los fluidos del hombre y la mujer), en él se alberga el sabor de la miel espontáneamente inducida.

Que lleve trenzas largas, negras y lustrosas en ambos lados del cuello. Que se anude un anillo para el dedo alrededor de la cintura, y se ponga una ajorca para el tobillo por arracada. El hombre debería comportarse de igual manera que su mujer amiga.

Senos trémulos y suaves, un pecho hermoso, un cuerpo lleno de juventud, con extremidades robustas y torneadas, y las partes bajas con el porte de la carne lozana, el cuerpo de la mujer es un montículo de miel verdadera.

Tras haber visto con claridad el embriagador loto de ambrosía que se encuentra entre sus muslos orondos, penetre a la muchacha, un estanque de deseo, como un toro impetuoso. Presione con el pecho a una joven apasionada de talle sinuoso y movimientos veloces como los de un pez. El nado en el lago de la pasión proporciona el júbilo y la dicha, llegando incluso a las partículas más pequeñas del cuerpo.

Lo anterior expresa los distintos caminos y modos del placer.

Afrodisíacos y otros objetos para el goce de los sentidos

El Eros japonés, aunque a primera vista pueda parecer lo contrario, no tiene nada que envidiar a sus vecinos chinos en cuanto a la calidad y cantidad de juguetes y artilugios sexuales destinados a alargar el placer o a hacerlo más refinado. Es cierto que los chinos tienen el privilegio de haber sido los inventores de mil y una formas de satisfacer los deseos sexuales mediante aparatos de lo más sofisticado, pero sin duda sus vecinos nipones supieron aprender de ellos y llegaron incluso a superarlos en más de una ocasión. Si tenemos en cuenta que los artesanos japoneses se contaban entre los más delicados de todo el mundo, enseguida se comprenderá que los instrumentos salidos de sus manos eran verdaderas obras de arte capaces de conmover cualquier tipo de sensibilidad, y no sólo desde el punto de vista erótico, ya que por sí solos suelen ser bellísimas obras de arte.

Afrodisíacos: los medicamentos milagrosos

Es necesario comenzar por un apartado importante dentro del Eros de cualquier cultura: los afrodisíacos. En todos los países del mundo ha habido siempre sustancias dedicadas a potenciar el placer sexual y el vigor amoroso (tanto el masculino como el femenino), y son muchas las leyendas que sitúan en Japón el uso de ciertos preparados secretos capaces de convertir a un impotente en un toro, conseguir que una mujer frígida se vuelva la más apasionada de todas las hembras, o lograr que lo más pequeño se vuelva más grande. La mayoría de estas historias son, claro está, puras exageraciones y simples cuentos sin más fundamento que la ilusión de muchas mentes desesperadas, pero también es cierto que otras tienen su base de realidad, aunque es necesario matizar un poco, puesto que casi todos esos preparados mágicos venían de la mano de aquellos maestros taoístas chinos expertos en hierbas y pócimas que aseguraban la salud, la virilidad y la inmortalidad (es decir, de personas que practicaban la medicina con rigor, y no de charlatanes sin escrúpulos). Y sí, en muchos casos eran efectivos (uno de los preparados más usados era el *enraitan*, literalmente, «pastillas para prolongar la vida», compuestas entre otras cosas de polvo de cuerno de ciervo y ginseng, y utilizadas como afrodisíaco pero también como tranquilizante), pero no, no eran (ni son hoy día) remedios milagrosos, sino que resultaban ser más bien una pequeña parte de un complejo proceso que incluía muchas más cosas que unas simples píldoras, por muy potentes que estas pareciesen resultar a primera vista.

De todas formas, y a pesar de lo dicho, sí había una planta que por sí sola era capaz de las maravillas más asombrosas, y cuya fama y legado han conseguido llegar hasta nuestros días: el ginseng. Originaria de los territorios chinos del Norte (zona que hoy día incluye también las dos Coreas y parte de Rusia y Mongolia) y también de las islas más remotas del archipiélago nipón (se trata en ese caso de la variedad *Panax ginseng*, es decir, el ginseng rojo oriental), esta planta de milenarias propiedades y aspecto antropomórfico (la forma de su raíz recuerda a un ser humano o más bien a un homúnculo medieval) aún se sigue usando como estimulante en todas sus formas, y su presencia en la farmacopea occidental se ha visto más que aumentada en los últimos tiempos. Es eficaz como vigorizante (reduce el cansancio y el estrés), mejora la salud en términos generales (la actividad cerebral se ve estimulada y beneficiada por su uso continuado), y por supuesto tiene un efecto afrodisíaco que es necesario reivindicar, ya que ciertamente está comprobado por la ciencia (los estudios realizados a partir de 1970 así lo han demostrado); pero desgraciadamente no es oro todo lo que reluce, y muchos de los preparados modernos que aseguran llevar ginseng no utilizan en realidad dicha planta, debido a su alto precio en el mercado, o utilizan alguna de las variedades menos eficaces (ya hay factorías de ginseng cultivado de forma industrial, que por supuesto tiene una calidad bastante inferior a las raíces salvajes o a las semisalvajes). Hay que tener en cuenta que esta siempre fue una planta de consumo para emperadores y demás seres celestiales y más que humanos, y se llegan a pagar cantidades verdaderamente astronómicas (del orden de un millón de dólares) por una raíz salvaje auténtica (si es que semejante cosa puede existir aún hoy día). Sea como sea, es cierto que el ginseng ha gozado siempre de merecida fama como potenciador de la virilidad y la longevidad, y eran muchos los japoneses pudientes que lo utilizaban, y muchas las personas que lo consumen hoy.

Otra de las plantas orientales que alcanzó fama y que aún hoy se usa ampliamente (aunque por el camino haya ido perdiendo sus propiedades afrodisíacas) es el jengibre: característica raíz que también se encuentra en el archipiélago japonés, era (y es) usada como condimento

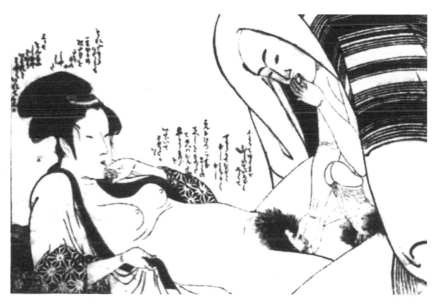

El ginseng potencia la virilidad y la longevidad.

para infinidad de platos. Se puede mezclar con cerveza, con agua, con carnes o pescados, servir en infusiones, convertirse en dulce caramelizado, y a pesar de que su sabor es agradable, sus propiedades resultan beneficiosas para la salud, y tomada en infusión es un excelente purgante, no se puede decir que el consumo de jengibre aumente el deseo sexual ni las capacidades amatorias. Tal vez fuese un comerciante avispado quien convenció al mismísimo Luis XV de Francia para que lo consumiese con tales fines, cosa que incitó a todas aquellas personas que lo rodeaban a consumirlo, extendiéndose los (supuestos) beneficios del producto incluso hasta las colonias africanas. Como ya hemos dicho, es muy cierto que el jengibre es un excelente condimento y un buen elemento para conservar la salud, pero esas peculiaridades no le otorgan las propiedades amorosas que muchos creían experimentar cuando tomaban caramelos hechos con esa raíz.

Es muy necesario insistir en el hecho de que no todos los preparados milagrosos que los japoneses (o los chinos, o cualquier otros maestros de Oriente) guardaban en su gabinete secreto eran tan eficaces como creía (y aún cree) la gente. Veamos si no qué es lo que nos aconseja el llamado *Libro de almohada para poseer a las mujeres* para tratar una cuestión de tamaño. Este libro nos ofrece nada menos que la receta de una poción para hacer más grande el «tronco de las maravillas», que consiste en lo siguiente: «Cinco medidas de áloe, cinco medidas de incienso, cinco medidas de mirra, cinco medidas de alforfón, cinco medidas de cuscuta, una medida de hinojo, siete medidas de amaranto, cuatro medidas de hueso de melocotón. Reducir estos ocho ingredientes a polvo, mezclar éste con agua y amasar pelotillas del tamaño de una nuez. Se hará una poción diluyendo uno de estos gránulos en sake. Al cabo de un mes, el «tronco de las maravillas» se volverá grande y largo.» Tal y como se puede apreciar, la receta era, cuanto menos, peligrosa para la salud, además de que seguramente no resultaría demasiado eficaz a la hora de solucionar un problema tan concreto.

Alimentos vigorizantes

En cuanto a los alimentos que pudiesen incrementar el deseo sexual, había bastantes a los que se les atribuían cualidades más o menos mágicas que normalmente (y como en el caso de los medicamentos) apenas tenían nada que ver con la realidad. Por ejemplo, se consideraban afrodisíacos los pescados y productos de aguas dulces y saladas tales como el bacalao, la raya, el siluro, la anguila, el congrio, el pulpo, el salmón la ballena, o la carpa (y por supuesto las ostras, una creencia muy extendida incluso en Europa), carnes como la del pato o el ganso salvajes (por el poder vigorizante de su carne) y pájaros como la alondra o el ruiseñor (la leyenda cuenta que un emperador desayunaba únicamente lenguas de estos animales), los huevos, vegetales como los rábanos grandes, el ñame (el de China o el de Japón, dos variedades diferentes), el sésamo, los brotes de bambú, las castañas, las judías negras o la remolacha, cosas tan dispares y exóticas como las hojas de roble de Mongolia, la pimienta de china, el alforfón, o ciertas clases de babosas, y también por supuesto las salsas y alimentos muy especiados (el *wasabi*, una salsa extremadamente picante que aún hoy día se sirve en los restaurantes japoneses de todo el mundo), además del *sake*, la bebida nacional japonesa. Sin embargo, y a pesar de que en conjunto forman una dieta bastante equilibrada, escaso es el fundamento que otorga semejantes poderes a este tipo de alimentos, porque aunque muchos de ellos sean muy sabrosos y nutritivos, no hay ninguna base que apoye la tesis de que son capaces de vigorizar a un hombre falto de deseo, aunque de todas formas, siempre conviene recordar que una buena comida es muchas veces la clave del éxito amoroso a la hora de conquistar a alguien.

En su célebre novela *Amores de un vividor*, Saikaku nos da un ejemplo del menú que se podía encontrar en las casas de té habilitadas como prostíbulo. Es muy interesante comprobar cómo no sólo los alimentos son importantes, sino también los utensilios que los acompañan: «acto seguido, una sirvienta les ofreció sake en las bandejas de rigor. Y en otras bandejas cuadradas con patas, de artesanía de Gion, les sirvió pescado asado sobre tablillas de cedro, el obligado plato de pulpo, ciruelas condimentadas y jengibre rojo. A un lado de la bandeja venían los palillos, de bambú laqueado». Como menú previo al acto amoroso (y, en este caso concreto, como anticipo a la pérdida de la virginidad por parte del protagonista) no está nada mal.

Relacionados precisamente con semejantes asuntos existían en el país unos dulces que aún hoy se cocinan, y cuyo significado se pierde en la noche de los tiempos, pero que es bastante evidente de adivinar a la luz de sus formas. Se trata del *ochobo*, caramelos de pequeño tamaño realizados con azúcar y que tienen una protuberancia a modo de pezón, evocando así el pecho de una joven. Sus propiedades no son específicamente afrodisíacas, pero sí es cierto que esta golosina siempre se ha utilizado en diferentes acontecimientos relacionados con el mundo del Eros. No era raro que las geishas obsequiasen con ellos a las personas que asistían a la iniciación de una joven en la carrera de «mujer del arte», y lo mismo puede decirse de los rituales de desfloración que se llevaban a cabo en los barrios del placer. No cabe duda de que degustar un *ochobo* es algo que cualquier sibarita aficionado al Eros apreciará con sumo placer.

Artilugios: olisbos japoneses y bolas chinas

En cuanto a los artilugios destinados a incrementar el goce sexual, debemos sin duda empezar por los olisbos. Las reproducciones de un pene en erección con objeto de conseguir un artilugio para proporcionarse placer no son exclusivos de ninguna cultura, y su origen tal vez sea tan remoto como la misma humanidad. Hay restos prehistóricos que así lo confirman, y si bien es cierto que la figura del falo erecto se puede interpretar en muchos sentidos diferentes y es utilizada para distintos rituales (léase poder, demarcación de territorio, patrimonio, fuerza, ardor guerrero, valor, fertilidad, familia...), no es descabellado pensar que algunos de ellos sirviesen directamente para procurarse un goce sensual

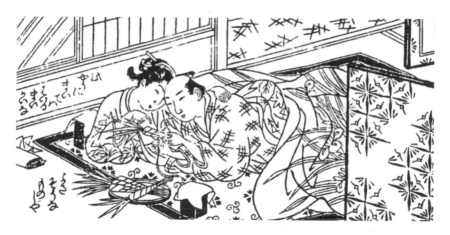

Los olisbos son unos artilugios destinados a incrementar el goce sexual.

y tal vez ritual. Lo que es seguro es que ese juguete erótico es uno de los más antiguos del mundo, y en Japón se conocía de sobra su uso y disfrute, a lo cual se añadía la alta calidad de los artesanos nipones, cuyas piezas eran apreciadas bastante más lejos de sus fronteras (aún hoy día los olisbos realizados por artesanos del imperio alcanzan precios astronómicos en las subastas, aunque no se sabe exactamente a qué uso los destinan sus nuevos dueños). Estas piezas eran muy demandadas tanto por las habitantes de los barrios del placer (probablemente con funciones de objeto de estudio para las más jóvenes) como por las damas de la alta aristocracia nipona, muchas de las cuales preferían tener un olisbos de jade (o piel de animal, marfil, madera, o cualquier material semejante, algunos de ellos tan exóticos y apreciados como el cuerno de carabao filipino) que utilizar a su capricho que un amante de carne y hueso que pudiese darle más de un problema.

Y lo mismo que un hermoso y eficaz olisbos era objeto común en los tocadores de las damas, lo mismo se puede asegurar de un invento oriental que aún hoy día hace furor en las tiendas dedicadas a los juguetes para adultos: se trata, naturalmente, de las llamadas «bolas de la felicidad» o «bolas chinas», esferas de varios modelos y tamaños cuya función era (y sigue siendo) la de estimular los órganos sexuales femeninos, puesto que están diseñadas para ser llevadas dentro de la vagina (o del ano, en algunos casos). Las «bolas de la felicidad» más básicas son simplemente dos esferas huecas y unidas por un cordel, en cuyo interior hay otras esferas más pequeñas y pesadas que producen un movimiento oscilante que provoca profundas caricias en el interior del cuerpo. Por supuesto, influye el tamaño de las esferas, si son lisas o estriadas (los modelos modernos de plástico incluyen protuberancias de distintas formas y tamaños), el peso que puedan tener, los movimientos que se realicen mientras se lleven puestas (lo ideal es caminar con ellas, aunque pueden dar lugar a momentos de lo más embarazoso). Parece ser que originariamente eran de China (de ahí su nombre), pero no tardaron demasiado en llegar a las costas imperiales, y tampoco los nipones tardaron demasiado en refinar el invento y crear un artilugio específico de su cultura:

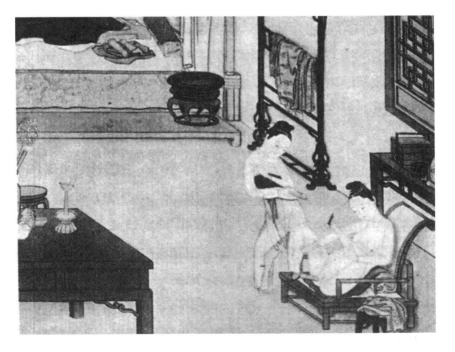

Dos mujeres chinas sirviéndose de olisbos japoneses.

el *benwa*. Un *benwa* consta de tres esferas ovoidales del tamaño de un huevo de paloma unidas por un largo cordón de seda, la primera de ellas hueca, la segunda rellena de mercurio, y la tercera con otra esfera más pesada en su interior: las tres se introducen en el «agujero de las maravillas» de la mujer, y cualquier movimiento realizado en el cordón se transmite de una a otra esfera, provocando todo un mar de sensaciones en la persona que lo lleva, además de que, debido a su pequeño tamaño, es necesario controlar los músculos de la vagina para que no se deslice, con lo que también servía para ejercitar la «cueva del placer» y convertirla así en un instrumento de lo más preciso.

El resto del catálogo

Pero ni mucho menos eran estos los únicos juguetes que estaban disponibles para los juegos íntimos de los amantes: en el *Libro de almohada para poseer a las mujeres* (uno de los más interesantes tratados eróticos clásicos japoneses que habla de forma atenta y profusa acerca de los artilugios sexuales) se representan bellos y detallados dibujos que recrean las formas y tamaños de los distintos aparejos, enumerando las cualidades de ellos y describiendo someramente qué es lo que le conviene a cada hombre y a cada mujer, teniendo en cuenta los gustos y las apetencias de la pareja en cuestión. Es famosa la página donde los ilustra y explica uno por uno, no sólo por la exactitud de los dibujos y de las explicaciones ofrecidas, sino porque además no tiene parangón respecto a ningún otro de los libros de almohada que hayan podido llegar hasta nosotros.

En ella, se describen básicamente tres grupos de artilugios: el primero de ellos es el de los olisbos y estimuladores artificiales, donde podemos ver, además de un olisbo en miniatura para colocar en el dedo, uno de uso doble (en el mismo libro se especifica que es para el disfrute mutuo de dos mujeres, mediante una ilustración de lo más explícito), y nada menos que una vagina artificial, se supone que realizada en piel, y acerca de la cual se dan unas simples instrucciones («calentar en agua tibia, in-

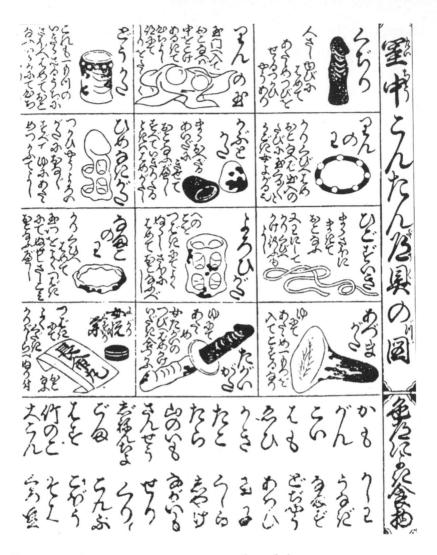

Distintos artilugios eróticos para un mayor placer de los amantes.

troducir el miembro y frotar»). Un segundo grupo es el formado por los «anillos de pene» y similares, objetos destinados a mantener la erección del miembro viril al tiempo que estimulan los genitales externos femeninos (anillos de jade que se colocan en la base del pene o cintas de seda con las que se ata la raíz del miembro), o «fundas» de coral estriadas en las que el pene queda introducido aumentando así su grosor o sus rugosidades, cosa que proporcionará muchísimo placer a su compañera. Y el tercer grupo lo forman varias cosas distintas, desde unas píldoras estimulantes de dudosa receta (y eficacia), hasta las conocidas «bolas de la felicidad», pasando por dos «anticonceptivos» de la época bien curiosos. Los dos son capuchones que se colocan en la cabeza del glande, uno de ellos antes de la erección (de ese modo, el capuchón queda sujeto e impide la entrada en la vagina) y otro después, que se ajusta a la punta del miembro de forma más estrecha (por lo que sí posibilita la penetración, pero dificulta la emisión del semen). A pesar de las limitaciones de su eficacia, es incuestionable que los artesanos japoneses sabían solucionar sus problemas de la mejor manera posible.

Y lo que también es absolutamente incuestionable es el hecho de que esta afición nipona hacia los artilugios del placer no sólo ha sobrevivido al paso del tiempo, sino que además ha ido aumentando. Hoy día, el mercado nipón de juguetes para adultos mueve miles de millones al año, y se ha diversificado hasta llegar a cotas difíciles de superar. Está claro que Japón no es la única nación que ha desarrollado la industria de este tipo, pero se puede afirmar sin temor que el pueblo nipón ha sido uno de los más prolíficos a la hora de fabricar y perfeccionar inventos. Desde que a un olisbos se le pudo añadir un mecanismo vibratorio, ya no hay aparato que haya podido resistirse a las estimulaciones más intensas, y no sólo vibraciones, ya que muchos de los olisbos modernos son verdaderas esculturas que alojan en su interior complicados sistemas de esferas y protuberancias destinados a aumentar las sensaciones y a hacerlas inolvidables. Y no sólo olisbos: hay «bolas de la felicidad» a las que se les han añadido estos sistemas de vibración, aparatos diseñados específicamente para colocar sobre el clítoris y estimularlo, guantes con dedos vibradores para masajes, lenguas artificiales que se agitan sin cansarse jamás, o incluso, una mano cerrada con un aparato específico para ser colocada entre las piernas y masturbar así a un hombre. Podría parecer demasiado artificioso o abigarrado (y sin duda, no todas las creaciones en materia de juegos para adultos son memorables o dignas de tener en cuenta), pero es necesario decir que muchos de estos aparatos han resultado ser toda una experiencia para cientos de miles de personas que los consumen habitualmente. Y es que la lista es interminable: a los ingenios «clásicos» convenientemente mejorados se añaden las muñecas hinchables (las hay de todo tipo y forma, incluso algunas que alcanzan precios astronómicos y son tan reales que dan miedo), los aparatos destinados a las variantes sadomasoquistas (esposas, prendas de cuero, látigos, cuerdas, mordazas...), objetos de lo más fetichista (ropa interior de actrices famosas, o incluso una almohada con la huella impresa del cuerpo de la mujer deseada), por no hablar de la lencería más sofisticada o de la gran variedad de estimulantes y afrodisíacos de turno (casi todos igual de efectivos que sus ancestros, y algunos de ellos incluso tan perjudiciales para la salud como aquéllos, desgraciadamente).

Sea como sea, es innegable que el gusto japonés por los aparatos estimulantes íntimos es algo que está más que arraigado entre los miembros de su población, y que además, por mucho que pueda parecer increíble, no es éste un fenómeno que haya sucedido en las últimas décadas, sino que se remonta a bastante más allá, y aunque desgraciadamente es imposible comparar un delicado y etéreo olisbos de jade tallado a mano por un artesano del período Edo con un sofisticado vibrador de ciberpiel de hoy día, hay que pensar que ciertamente la evolución sufrida por estos aparatos ha sido espectacular, y que en el proceso se ha perdido una importante parte artística pero se ha ganado en el aspecto placentero y lúdico. Lo cual, pensándolo bien, es un grandísimo avance.

El arte milenario del masaje sensual japonés

El masaje como filosofía

El masaje es un arte tan arraigado en la cultura nipona que se necesitarían no uno, sino varios volúmenes para poder saber lo que significa. Pueblo batallador y con un alto grado de disciplina militar y aptitudes para el combate, Japón desarrolló desde el principio mismo de su existencia toda una serie de movimientos corporales adecuados para el ataque y la defensa, y con el tiempo, los refinó hasta convertirlos en las distintas artes marciales en las que muchos de sus habitantes fueron (y son) consumados maestros. Pero las disciplinas como el kárate, el kung-fu, el aikido, el kendo (la lucha japonesa con espada), o incluso el kyudo (tiro con arco), no son simples mecanismos de combate basados en sucesiones de golpes, puñetazos o patadas, sino que encierran en su interior toda una profunda filosofía acerca de la fortaleza y la debilidad, la dureza y la resistencia, el ganar o el perder, y también, desde luego, la salud y la enfermedad. Aunque a los ojos de Occidente pueda parecer que las artes marciales son meras formas de lucha, cualquier practicante que persevere lo suficiente se dará cuenta por sí mismo de que esos golpes pronto dan paso a una forma distinta de entender la vida y el mundo, y que conocer bien un arte marcial equivale a conocerse a uno mismo y también a su enemigo. Y ese mismo es el origen del masaje, porque en el combate no sólo hacen falta puños que golpeen, sino también manos que curen y repongan a los huesos y a los músculos de fatigas y demás heridas. Es comprensible pues que Japón sea un pueblo en el que el masaje se haya desarrollado de forma espectacular, y más si tenemos en cuenta que sus vecinos taoístas eran más que aficionados a ellos.

Aunque es algo que los pueblos de Oriente rara vez harían conscientemente, partiremos de la distinción entre dos tipos de masaje, ya que la costumbre occidental es separar de forma casi radical los masajes denominados «terapéuticos» (aquellos que se dirigen específicamente a tratar alguna dolencia concreta o a provocar la relajación física y mental) de los masajes llamados «sensuales» (es decir, los masajes que se vinculan directamente a cualquier actividad erótica, sea del tipo que sea), pero es necesario tener en cuenta que esta diferencia de términos y conceptos resultaría casi irrisoria para un asiático, quien seguramente estaría más preocupado de que su masaje resultase sencillamente agradable (y por lo tanto saludable) para la persona que lo estuviese recibiendo. Sin embargo, teniendo en cuenta la fábula occidental de que todos los masajes asiáticos encierran necesariamente un componente erótico, hemos decidido tratar ambos terrenos por separado y unirlos allí donde sea posible, puesto que es innegable que hay masajes cuya única finalidad es exclusivamente la curación, y como el tema a tratar aquí son los masajes destinados al ámbito de la pareja (es decir, masajes realizados por dos personas en la intimidad), haremos la pertinente separación para que no haya lugar a confusiones.

Sin duda alguna, los masajes que se pueda proporcionar una pareja son sustancialmente distintos a cualquier otro tipo de manipulaciones, sean estas del tipo que sean: es bien sabido que en muchas culturas (la japonesa incluida) han existido siempre las «casas de masajes» cuya función práctica y real era la prostitución (aunque no de forma exclusiva ni excluyente, es decir, que una empleada de una casa de masajes tenía que conocer además ese arte), y de la misma forma, los masajes que un preparador físico proporciona a sus deportistas no podría calificarse como sensual de ninguna de las maneras, ni tampoco podría serlo una sesión de digitopuntura o reflexología que impartiese un maestro taoísta, pero, habida cuenta del poder curativo y también sensual que poseen las manipulaciones de un cuerpo humano sobre otro, la cultura japonesa pronto estableció que la relación entre dos amantes podía ganar mucho y fortalecerse si ambos procuraban aprender unas cuantas técnicas para ayudar a su compañero a relajarse o a excitarse. Y si a eso se le añade que conocían de sobra las virtudes terapéuticas de las distintas

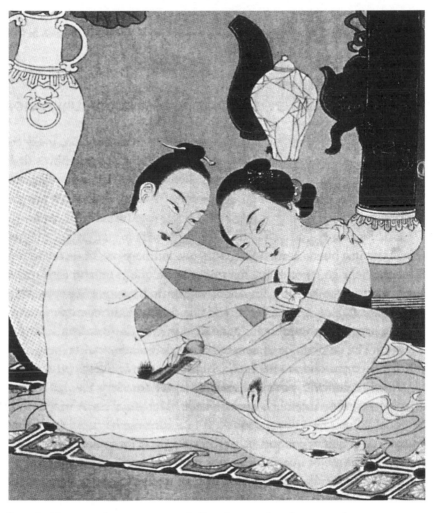

La relación entre dos amantes puede fortalecerse si ambos aprenden unas cuantas técnicas de masaje.

manipulaciones, el masaje para parejas se convirtió en una parte más del Eros japonés, pero una parte con importancia propia y bien cimentada. Como decíamos al principio, sería imposible adentrarse en este aspecto sin dedicarle varios volúmenes, por lo que nos limitaremos a intentar exponer unas cuantas generalidades y dejaremos aparte y conscientemente las referencias a meridianos de energía, canales de acupuntura, órbitas energéticas y saludables, digitopunturas y reflexologías determinadas, es decir, disciplinas que es necesario estudiar con rigor y detenimiento, y que no son nuestro objetivo inmediato.

La base del masaje sensual japonés: la comunicación

Lo primero que debe potenciar una pareja es la comunicación, y esa comunicación ha de ser fluida y profunda, es decir, los dos miembros de la pareja han de saber exactamente qué es lo que uno y otro están dispuestos a sentir, qué pueden esperar de la otra persona, y cuáles son sus mínimos deseos y sus máximos placeres. Sólo de esta forma se podrá iniciar un verdadero masaje sensual al estilo japonés, para lo cual hay que lograr, además de una buena compenetración, una íntima y profunda relajación. El masaje tiene en Japón la misma importancia que el mismo acto sexual (aunque decir esto sea una obviedad, ya que no hay por qué separar una cosa de la otra), así que es recomendable dedicarle un buen período de tiempo, propiciar un ambiente agradable y relajado (velas, una música suave, tal vez un poco de incienso, aceites de masaje, toallas, agua para beber, y, siempre que sea necesario, algún método anticonceptivo de fácil y rápida aplicación, por si acaso el masaje se convierte en algo más), y dejar bien claro de antemano qué se puede hacer y qué no. A veces es útil proponer un masaje a una persona a la que nunca se ha tocado de forma íntima y se la quiere conquistar, pero para aplicar un masaje de estas características es mejor que entre las dos personas exista una comunicación fluida. Se recomienda por lo tanto expresar qué es lo que se desea y qué es lo que no se desea (aunque lógicamente esto pueda variar según el contexto, y sobre todo, dependiendo de cómo se desarrolle el masaje), aclarar quién va a dar el masaje y quién va a recibirlo (y en qué orden), y también, por qué no, meditar unos instantes antes de comenzar. La mejor manera de hacer meditación es situándose los dos cara a cara, sentados sobre un cojín con las piernas cruzadas en la postura del loto o medio loto, y respirando delicada y profundamente mirándose a los ojos (los ojos cerrados es otra posibilidad), mientras silenciosamente se vacía la mente de pensamientos y la concentración se centra únicamente en el compañero o compañera. Una vez hecho esto, y con toda calma y lentitud, pueden comenzar el masaje.

Caricias corporales: las puertas del placer

Todos los tratados de masaje de todas las culturas habidas y por haber insisten fundamentalmente en una cosa: las manos son el mejor maestro. Está bien claro que el masaje en la pareja es eminentemente sensual, y en él sobre todo priman las sensaciones sobre el conocimiento, así que lo único que hace falta es dejar que las manos se deslicen por el cuerpo de la persona amada, y que ellas mismas nos digan dónde es necesario tocar y dónde no. Es necesario prestar especial atención a la fuerza de los dedos: son muchas las personas que caen en el error de pensar que

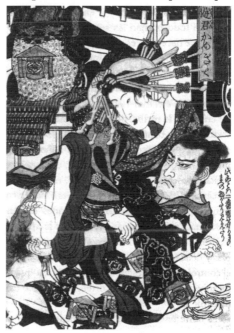

Las caricias corporales, un estimulante para abrir las puertas del placer.

un masaje, para que sea efectivo, tiene que hacerse con fuerza y provocar algo de dolor en el que lo recibe, pero eso es una soberana tontería, y más en el contexto que nos ocupa (es más, cualquier masajista experimentado sabe de sobra que el objetivo jamás es hacer daño, ni siquiera aliviar la contractura de una articulación). De esta forma, es muy recomendable que la presión digital encuentre el justo equilibrio, no tan suave como para resultar imperceptible, pero ni mucho menos tan fuerte como para causar dolor (es muy importante seguir las indicaciones de quien recibe el masaje, que desde luego es quien más sabe lo que le apetece). Siguiendo estas indicaciones, las mismas manos recorrerán con destreza los caminos más sensibles y delicados, y si quien da el masaje deja que sean ellas quienes tomen el control, pronto descubrirá con sorpresa que aciertan en los puntos que tocan y las regiones que recorren, aliviando tensiones y provocando estremecimientos.

Es también muy necesario indicar que los masajes sobre los órganos internos (sobre todo en la zona del abdomen) son extremadamente complejos y delicados, por lo que se recomienda no hacer demasiadas manipulaciones en esa zona, y siempre a nivel superficial: probablemente un hígado resentido agradezca las caricias de un maestro taoísta, pero tal vez no le haga demasiada gracia que unas manos inexpertas se pongan a manipularlo.

La fusión de contrarios

Llegados a este punto, las barreras entre masaje terapéutico y masaje sensual se desmoronan definitivamente: ¿dónde está el límite entre lo que es sensual y lo que no? ¿Qué se puede o se debe hacer si el hombre tiene una erección o la mujer empieza a lubricar en abundancia, a pesar de que ese no fuese el objetivo? Las reglas que rigen el masaje en pareja son diferentes, así que ninguno de los dos participantes debería negarse a sí mismo un placer semejante. Si el hombre es quien da el masaje y está concentrado en recorrer con los dedos la espalda de la mujer, no debe extrañarse en absoluto si experimenta una erección, porque eso es una sencilla respuesta de su cuerpo a los estímulos placenteros, de la misma manera, tampoco resulta del todo aconsejable pasar del masaje al coito de inmediato simplemente por algo así, ya que es mucho más placentero continuar las manipulaciones y dejar que las sensaciones fluyan de forma natural. En Occidente está muy claro cuáles son los órganos sexuales y lo que hay que hacer para manipularlos, pero en Oriente la cosa está bastante más diluida, si las manos de la mujer están deslizándose por las piernas del hombre con suavidad, ¿por qué no continuar naturalmente por el pene, subir por el abdomen, llegar al pecho y acabar en la cabeza? O si las manos del hombre recorren con dedicación la espalda de la mujer, ¿por qué no descender por las nalgas, introduciendo las manos entre las piernas y deslizándolas después hasta llegar a los pies? Está más que claro que las caricias en los órganos genitales son placenteras, pero en medio de un masaje puede resultar igual de placentero manipular un antebrazo dolorido o una espalda contraída, y al revés. Y si bien es placentero manipular el pene o la vagina con decisión para obtener un orgasmo, también lo es dedicarles suaves caricias que integren esas partes del cuerpo en el todo, eliminando así la tendencia occidental de «separar» los órganos sexuales del resto del cuerpo.

Probablemente, una de las mayores causas de la insatisfacción sexual que sufren muchas mujeres (y también hombres) occidentales sea esa separación mental (y completamente antinatural) que se hace de la vagina o del pene respecto al resto del cuerpo, considerándolos entidades autónomas y casi ajenas al resto de nuestro ser, como algo que tuviese una función específica y determinada, que no sirviese para nada más y que se manipulase de una única forma, lo cual equivaldría a pensar, por ejemplo, que los pies sólo sirven para caminar, que hay que llevarlos siempre ocultos, y que su única función es la de permitirnos realizar desplazamientos, por lo que no hay que tocarlos mucho. Sólo la mentalidad occidental ha concebido semejante cosa: para el resto de las culturas, los órganos sexuales pertenecen al cuerpo, sirven para mucho más que para ser manipulados hasta el orgasmo, y pueden ser masajeados desde puntos de vista radicalmente distintos del sensual, como por ejemplo y sin ir más lejos, el terapéutico.

El masaje japonés, heredero en muchos casos del masaje taoísta, pertenece a esas culturas, y considera beneficioso (y también placentero) masajear los genitales de la pareja, ya sea con propósitos claramente sexuales o simplemente como una parte más del cuerpo. Para comprender mejor esta postura, es necesario explicar con detalle tres de los movimientos más básicos (e importantes) que pueden darse en un masaje sensual japonés entre parejas, en los que es indiscutible la presencia de la poderosa huella taoísta, aunque refinada y adaptada a los gustos y necesidades niponas.

Los tres movimientos básicos del masaje sensual japonés

1. Despertando al dragón

Esta es una secuencia de masaje sencilla y fácil de aprender por cualquier persona, y es ideal para el tratamiento de la frigidez o la falta de erección, ya que estimula el riego sanguíneo de los genitales al tiempo que favorece una manipulación placentera.

Quien recibe el masaje se tumba boca arriba. Quien lo da, apoya suavemente las palmas de las manos sobre las rodillas de su compañero, y muy lentamente y sin ejercer demasiada presión, asciende por el interior de los muslos hasta llegar a la zona púbica, desde la que se abre para descender de nuevo hasta las rodillas, pero esta vez por la cara externa del muslo, creando un movimiento circular que debe ser ininterrumpido. No es necesario decir que los roces en la zona púbica deben ser delicados, pero de ningún modo se debe evitar deliberadamente el contacto con los órganos genitales, sino que hay que dejar que las manos fluyan y busquen sus caminos, al tiempo que esparcen la energía por los muslos.

El masaje Despertando al dragón no sólo canalizará la energía hacia la zona púbica de una forma sumamente agradable, sino que además favorecerá la circulación de la sangre hacia la zona genital, provocando una excitación paulatina que puede comenzar en forma de ligero escozor. La intuición de quien masajea ha de ser el cronómetro que decida cuándo el masaje puede derivar hacia otras caricias más íntimas, aunque siempre es conveniente recordar que en estos casos lo mejor es no impacientarse.

2. Abriendo la puerta del placer femenino

En estas secuencias de masaje es donde más patente queda el hecho de que, cuando es una pareja la que se ofrece una sesión de caricias, el masaje sensual y el masaje terapéutico no pueden separarse. Está más que indicado para tratar la frigidez femenina, pero funciona también como estimulante natural para la mujer, y también para el hombre.

La mujer está tumbada boca arriba, con las piernas muy abiertas, y el hombre está sentado entre ellas, frente a la vagina de su compañera. Mediante los cuatro dedos largos de la mano, apoyados sobre el monte de

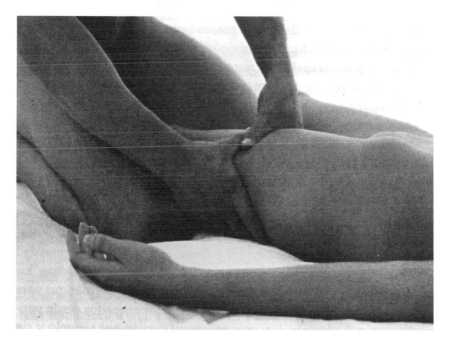

Despertando al dragón: un masaje que canalizará la energía hacia la zona púbica.

Venus, el hombre entreabre la vagina de la mujer, y usando únicamente los pulgares, inicia el masaje. Las puntas de los pulgares ascienden desde el perineo hasta el clítoris rodeando el agujero central, y una vez que han llegado arriba y se han juntado, descienden de nuevo separándose y bordeando los labios menores, creando un movimiento circular suave e ininterrumpido.

Es obvio insistir en la suavidad de los movimientos y en la falta de presión excesiva que caracteriza a este masaje, en el cual puede llegar a ocurrir el orgasmo, pero sin que eso sea lo que se esté buscando. Y es igual de obvio el hecho de que el conocimiento necesario para realizar estas manipulaciones va más allá de lo íntimo. En efecto, la práctica de este masaje hará que la mujer se pregunte a sí misma si está dispuesta a dejarse llevar por las manos de su compañero (a la dificultad del masaje en sí mismo se añade el tabú occidental acerca de la exploración y manipulación de los órganos genitales sin que haya en ello un fin preestablecido y preconcebido), es decir, qué grado de reservas tiene ella con su propio cuerpo y consigo misma (y por lo tanto, con quien le da el masaje). Y también hará que el hombre sea consciente de sus conocimientos a la hora de tocar a una mujer en una zona tan delicada y con un propósito no del todo sexual (es una magnífica ocasión para comprobar exactamente qué grado de presión es el que prefiere la compañera en su zona genital).

Los efectos energéticos, por supuesto, son muy potentes: el masaje Abriendo la puerta del placer femenino estimula la energía genital, por no hablar de la circulación de la sangre y de la secreción de las glándulas vaginales. Es un masaje que exige un alto grado de confianza por ambas partes, así que es recomendable practicarlo unas cuantas veces con absoluta tranquilidad, y hablar de ello cuanto sea necesario, aclarando todas y cada una de las dudas y sensaciones que se vivan durante la realización.

3. Abriendo la puerta del placer masculino

Si en la anterior secuencia de masaje quedaba perfectamente clara la vinculación entre el masaje sensual y el masaje terapéutico entre una pareja, aquí es aún más presente, si es que eso es posible. La variante masculina de la anterior secuencia está claramente indicada para tratar la falta de erección, pero funciona magníficamente como estimulante natural para el hombre, y también para la mujer.

El hombre está tumbado boca arriba, con las piernas muy abiertas, y la mujer está sentada entre ellas, frente al pene de su compañero. Existen entonces dos posibilidades distintas de aplicarlo.

Si el hombre no tiene una erección antes de comenzar la secuencia, la mujer debe tomar la cabeza del glande con los dedos pulgar e índice de la mano izquierda, estirándolo ligeramente para que el escroto ascienda, y apoyándola sobre el vello púbico del hombre, en actitud reposada. Entonces, con el pulgar de la mano derecha, la mujer recorrerá el dorso del pene del hombre desde el escroto hasta la punta, primero en sentido ascendente, y luego en sentido descendente. Debe hacerse con lentitud y suavidad, sin presionar demasiado el cuerpo del pene, y sin buscar deliberadamente la erección por ninguna de las dos partes.

En cambio, si la erección está ya presente al comienzo de la manipulación (o si finalmente aparece), se puede pasar a la siguiente fase: con la mano izquierda, la mujer sujeta el pene de la misma forma que si no hubiese erección, pero en este caso sujetándolo para controlarlo y mantenerlo erecto. Entonces, con el pulgar de la mano derecha, la mujer recorrerá el dorso del pene del hombre desde el escroto hasta la punta en sentido ascendente, y cuando llegue al glande, descenderá acariciando los bordes del pene con la punta del pulgar y el índice, uno a cada lado, y rodeando los testículos hasta llegar de nuevo al perineo, desde donde ascenderá nuevamente con el pulgar.

De nuevo, es obvio insistir en la suavidad de los movimientos y la falta de presión excesiva que caracteriza a este masaje, en el cual puede llegar a conseguirse la eyaculación, pero sin que eso sea lo que se esté buscando. Y de nuevo es igual de obvio el hecho de que el conocimiento necesario para realizar estas manipulaciones va más allá de lo íntimo, y por partida doble, ya que en Occidente es un poderoso tabú el que una mujer manipule los órganos sexuales de un hombre, y más si éste no tiene una erección. El hombre debe pues dejarse en manos de su compañera y confiar en ella plenamente (de sobra es sabido lo delicada que resulta la zona testicular), y la mujer debe atreverse a manipular los genitales de su compañero de la misma forma que lo haría con una mano o un codo, siendo consciente de sus conocimientos a la hora de tocar a un hombre en una zona tan delicada y con un propósito no del todo sexual (es una magnífica ocasión para comprobar exactamente qué grado de presión es el que prefiere su compañero).

Del mismo modo que ocurría en la secuencia femenina, los efectos energéticos de Abriendo la puerta del placer femenino son muy potentes, ya que estimula la energía genital, por no hablar de la circulación de la sangre, lo cual favorece y tonifica la erección. De nuevo es un masaje que exige un alto grado de confianza por ambas partes, así que también resulta altamente recomendable practicarlo unas cuantas veces con absoluta tranquilidad, y hablar de ello cuanto sea necesario, aclarando todas y cada una de las dudas y sensaciones que se presenten.

Las posibilidades, por supuesto, son infinitas, y estas tres secuencias pueden aplicarse indistintamente, formando parte de un masaje mucho más completo, o simplemente por separado, ejecutándolas cada vez que uno de los miembros de la pareja lo solicite. El objetivo del masaje japonés no es crear unas reglas inflexibles ni unos esquemas rígidos, sino todo lo contrario: si los dos participantes son capaces de escuchar a sus cuerpos y entender correctamente lo que éstos les están comunicando, descubrirán que muchas veces son las manos quienes tienen la respuesta adecuada para los asuntos más preocupantes.

Finalizando el masaje

¿Y cuál es la mejor manera de finalizar un masaje? Bien, pues eso es algo que nadie más que la pareja que lo ejecuta puede decidir. Puede resultar muy placentero deslizarse desde el masaje hacia las caricias más sensuales en busca del orgasmo, o puede convertirse el masaje en una cópula sin que haya transición siquiera, o puede disfrutarse de la excitación que provoca el masaje y hacer circular esa energía por el cuerpo bañándose en ella y sin hacer nada más. Las posibilidades, por supuesto, son infinitas, si bien es recomendable que, cuando se decida dar el masaje por concluido (habrá muchas veces en las que la mejor manera de concluir un masaje sea precisamente con un orgasmo mutuo), la pareja permanezca en posición yaciente y con los ojos cerrados durante un buen rato, sin hacer nada más que respirar tranquila y profundamente y estando (o no) en contacto sus cuerpos bajo alguna tela que los cubra, para no perder el calor (a no ser, claro está, que sea verano). Es más que probable que el sueño venga a visitar a los dos amantes, y es una buena ocasión para dejarse llevar por él y deslizarse así en un reparador descanso que revitalizará los cuerpos y las mentes, o también puede darse la reacción contraria, con muestras de risas y euforia por ambas partes: reír, chillar o moverse no es en absoluto desaconsejable, pero el período de tiempo acostados el uno junto al otro al terminar siempre es más que recomendable.

Como se puede ver por estas indicaciones y los efectos observados, el masaje sensual japonés se parece mucho a una cópula ordinaria, pero eso es precisamente lo que se pretende, ya que la parte del masaje no puede desligarse en absoluto del placer sexual, y desde luego, hacer el amor y compartir caricias va mucho más allá de una simple penetración genital y un orgasmo, como bien saben y practican muchas culturas (y no sólo la japonesa). Lo que los nipones han conseguido es no diferenciar una cosa de la otra, y explorar el infinito mundo de las caricias desde múltiples puntos de vista.

Tal y como se ha podido comprobar con este simple botón de muestra, el mundo del masaje sensual japonés es vasto y prácticamente inabarcable, y sus virtudes están mucho más allá de las prácticas curativas o de las caricias sensuales, porque el masaje japonés entra directamente en lo más profundo del ser, y obliga a replantearse muchas veces acuerdos tácitos o formas de expresión que llevaban ancladas muchísimo tiempo entre los miembros de la pareja, y que tal vez nunca se habían cuestionado de la forma debida. Abrir la puerta a este tipo de masaje es un ejercicio absolutamente sano y saludable que llevará a los dos integrantes a descubrir nuevas sensaciones y nuevas emociones, por supuesto, siempre y cuando estén dispuestos a dejarse llevar.

Las caricias: el juego del viento y la luna

El reinado de las manos

Ya hemos visto lo importante que pueden llegar a ser los masajes en el Eros japonés: todas aquellas manipulaciones destinadas a crear una mayor armonía y felicidad entre los miembros de la pareja no sólo son bienvenidas, sino que además son buscadas como algo hermoso y natural por los pobladores del archipiélago, y si bien hemos insistido en el hecho de que en Oriente no suele haber una separación explícita entre caricias sensuales y caricias sexuales, utilizaremos este apartado previo a las posturas amatorias para extendernos un poco en las manipulaciones de carácter netamente erótico, a las cuales los habitantes del Imperio del Sol Naciente eran (y aún son) muy aficionados.

Las manos son elementos muy importantes en cualquier Eros del mundo, y en Japón no sólo se confirma este dato, sino que además adquiere una relevancia especial. Los amantes nipones son muy aficionados a prodigarse caricias manuales, y eso es algo tan especial para ellos que lo consideran un verdadero arte y una absoluta exquisitez. Más allá de las leyendas urbanas que circulan al respecto (acerca de cosas como que en Tokio existe una escuela donde enseñan única y exclusivamente técnicas de masturbación, o que en las calles de las grandes ciudades niponas hay pandillas de colegialas dispuestas a asaltar a los hombres con el único propósito de acariciarles sus órganos genitales), es muy cierto que las caricias íntimas son algo que en Japón es debidamente apreciado y degustado: allí nunca ha existido el estigma de Occidente que ha pesado (y desgraciadamente aún pesa) sobre este asunto, y se considera perfectamente normal que un hombre disfrute mucho más masturbando a su pareja (si puede ser con ayuda de la infinita variedad de aparatos que existen en el mercado) que no penetrándola, y viceversa. Son muchas las «casas del placer» de Japón donde sus chicas están especializadas en esta variedad para satisfacer a sus clientes. Tal vez asombre a más de un occidental, pero para un caballero nipón es perfectamente normal solicitar los servicios de una señorita que únicamente le tienda en una cama y le narre historias picantes mientras le ayuda a llegar a la cumbre del placer sirviéndose solamente de la habilidad de sus manos.

Probablemente, este disfrute de la masturbación tenga que ver principalmente con dos aspectos: la falta de tabúes al respecto (en todo el Eros japonés no encontramos ni un solo texto donde esta práctica sea expresamente condenada, y en cambio sí que hay bastantes ejemplos de gente que disfruta haciéndolo o dejándose hacer), y también de nuevo el sutil juego entre dominación y sumisión. En efecto, el caballero japonés se siente «dominado» en cierta forma por las manos de la muchacha, la cual incluso puede especializarse tanto en ese arte como para llegar a atar a su cliente a la cama y acariciarle su «tronco de jade» según sus propios ritmos y criterios, y al revés: ella se siente «dominadora», ya que todo el placer de él está en sus manos, y de ella depende que el cliente reciba una sesión satisfactoria o no. Y por supuesto, lo mismo pasa con un hombre masturbando a una mujer: infinidad de películas japonesas de contenido erótico muestran muchas veces únicamente eso, a un hombre (o a un grupo de hombres) correctamente vestidos que tienen a su merced a una mujer a la cual están haciendo sentir placer de muchas formas distintas, algunas veces hasta la extenuación física. Y no es necesario decir que la mujer, aunque tenga un papel sumiso, disfruta muchísimo de la situación de sentirse dominada de esa manera.

Para los jóvenes japoneses de la época clásica, la masturbación mutua no sólo era una cosa más, sino que se trataba de una verdadera obligación. Los «juegos de manos» eran una completa exquisitez entre amantes, y era una sorpresa maravillosa comprobar en la noche de bodas que la inocente muchacha había aprendido cómo manejar un olisbo entre sus dedos, y lo mismo valía para el joven inexperto al que le habían enseñado los puntos más sensibles de las «grutas del placer», porque gracias a esto, en Japón es un acto tan normal el que el hombre masturbe a la mujer como que la mujer se lo haga al hombre (algo que en Occidente sólo empieza a considerarse en los últimos tiempos, ya que una masturbación femenina por parte de un hombre es algo que muchos ni siquiera saben realizar). De esta forma, los dos miembros de la pareja podían disfrutar de una sesión de caricias realmente voluptuosa si decidían de común acuerdo usar únicamente sus manos ese día, y de la misma manera, posiblemente un emperador apreciaría mucho más que una de sus favoritas le sorprendiese en el pasillo y utilizase únicamente sus manos para extraer y recoger su semilla divina.

Pero, por supuesto, la habilidad de las manos no tenía por qué restringirse al ámbito genital: las sedosas caricias de los dedos eran también utilizadas para estimular todos aquellos puntos sensuales y sensibles capaces de provocar una respuesta. Labios, pezones, cuello, cara, brazos, muslos, nalgas, espalda, resultaban ser objetivos de lo más apetecible, y aquel que recibía las caricias sabía agradecérselo con creces al amante atento que se preocupaba de procurarle esas exquisiteces. Y si esas caricias manuales se combinaban con un masaje, entonces las posibilidades se multiplicaban, lo mismo que si entraba en juego un elemento tan versátil e imprescindible (al menos, aparentemente) como la lengua.

Caricias bucales

Contrariamente a lo que pudiera parecer en un principio, y siempre por supuesto a riesgo de generalizar, los nipones nunca han sido demasiado aficionados a las caricias bucales. Un gesto tan sencillo para los occidentales como es un beso, puede significar una muestra de muy mal gusto en Oriente si se realiza en público, aunque sea un beso de lo más inocente, puesto que las caricias labiales de cualquier tipo se consideran algo perteneciente al ámbito exclusivamente privado. Y ni siquiera en esos ambientes gozan de mucha aceptación, aunque lógicamente se han ido imponiendo los actuales criterios occidentales, donde hace ya mucho tiempo que las caricias bucogenitales están plenamente aceptadas e

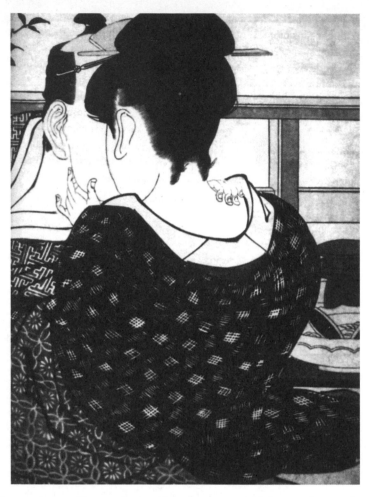

Un gesto tan sencillo para los occidentales como un beso puede significar una muestra de mal gusto en Oriente si se realiza en público.

incluidas dentro de los juegos eróticos de las parejas. Sin embargo, acudiendo a los textos clásicos nos damos cuenta de que hay pocas (o nulas) referencias al sexo oral, puesto que se sabe con certeza que muchos nipones creían que realizar tal cosa era un acto degradante en extremo, y degradante de verdad, es decir, que tampoco podía incluirse en los juegos sexuales de dominación-sumisión consentidos entre dos adultos. Y a pesar de que probablemente más de una persona con tendencias sádicas solicitaba ese tipo de servicios concretos, la mayoría de nipones estarían completamente en contra de imponer por la fuerza algo semejante, porque aunque ellos fuesen quienes lo estuviesen recibiendo, sabrían de sobra que la persona que lo realiza no estaría disfrutando en absoluto, y como ya sabemos, eso es algo que contraría sobremanera a un japonés.

Hubo sin embargo un lugar donde el sexo oral tal vez pudo tener un ligero florecimiento, y fue precisamente en aquellos ámbitos donde las mujeres permanecían confinadas (barrios de prostíbulos, distritos de geishas), muchas de las cuales ya tenían (o quizás desarrollaban a raíz de su estancia allí) tendencias homosexuales, pero de ninguna manera puede generalizarse el uso de esa práctica por parte, de las mujeres lesbianas, simplemente, por dos motivos: en primer lugar, en todas las culturas han existido esos lugares en los que las mujeres han desarrollado tendencias sáficas cuando han sido forzadas o han elegido permanecer en un ambiente exclusivamente femenino, y en todas las culturas del mundo ha sido mucho lo que se ha especulado y poco lo que se ha sabido realmente acerca de esos gineceos, por lo que casi nunca hay información fiable al respecto. Y desde luego, el segundo motivo es que, más allá de las tendencias homo o heterosexuales, a todos los japoneses les resultaba algo degradante practicar el sexo oral, por lo que esa práctica de ninguna manera sería muy popular, ni siquiera entre mujeres que hiciesen el amor entre ellas (de hecho, hay abundantes textos e ilustraciones que recogen el uso de olisbos y que muestran caricias íntimas entre miembros del sexo femenino, pero en contadas ocasiones aparece algo similar a un beso genital).

Aunque, por supuesto, eso no era óbice para que una pareja de enamorados (fuese homo o heterosexual) lo practicase alguna vez en los estrechos límites de su relación conyugal (y desde luego, sin hacer ni una ligera mención al asunto fuera del ámbito estrictamente privado), pero sería sin duda algo que harían de forma verdaderamente excepcional, a no ser que fuesen capaces de transgredir las férreas barreras de la moralidad japonesa (en este caso, de la moralidad más íntima) y se entregasen sin preocupaciones a un juego que, desde luego, resulta de lo más placentero. Es esta una de esas pocas cosas que cabe censurarle al Eros japonés, pero por supuesto, cada uno es muy libre de creer lo que quiera y de jugar como quiera con su pareja de cama, y como hemos dicho, ya son muchos los nipones que van dejando atrás ese tabú y lo incluyen sin reparos en sus juegos eróticos.

Sea como sea, es curioso observar cómo las manipulaciones genitales tienen tanta importancia en las relaciones eróticas japonesas: en varias de las posturas explicadas a continuación se podrá comprobar cómo las manos son muchas veces un elemento no sólo imprescindible, sino también muy apreciado (en la postura de «El artesano», por ejemplo), y también cómo esas caricias aportan a la postura (y a la relación sexual) nuevos y ricos elementos capaces de convertir algo habitual y anodino en apariencia en una verdadera fiesta para los sentidos.

Las posturas del *Kama Sutra* japonés

Un mundo de jerarquías bien definidas

Las posturas sexuales son tan antiguas como la humanidad misma. Las representaciones pictóricas de la más remota Prehistoria ya nos indican, de forma esquematizada, que los hombres y las mujeres de aquellas lejanas épocas no se limitaban a unir de cualquier forma sus órganos sexuales para frotarlos uno contra otro hasta llegar a un orgasmo al cabo de un corto período de tiempo. Es privilegio del homínido haber experimentado la variedad y la creatividad de cientos de variantes de formas y colores a la hora de establecer sus uniones sexuales, ya fuesen esas uniones entre individuos de sexo contrario, o también (y aunque les pese a muchos) del mismo sexo. Hay además quien sostiene que precisamente esa búsqueda y refinamiento de la variedad a la hora de realizar el acto sexual ha sido a causa directa de nuestra evolución, puesto que las distintas posturas amatorias establecen por sí mismas sutiles diferencias de jerarquías y roles dentro del primigenio conjunto formado por dos individuos, es decir, una pareja. Y si a dichos roles de dominación-sumisión o de macho-hembra (que dependen en última instancia de algo tan obvio como quién se pone encima y quién debajo, o si el acto se realiza cara a cara o no) les añadimos además la esencia de la búsqueda del placer, nos damos cuenta de que las posturas eróticas son algo que no sólo nos ha hecho capaces de avanzar en la carrera evolutiva, sino que, además, son en sí mismas algo pero que muy beneficioso para la salud y para la calidad de nuestra vida sexual.

Las posturas «jerárquicas», una cuestión de poderes

Es necesario pues tener muy en cuenta todo lo referente a la educación, normas sociales y sistemas jerárquicos nipones para saber exactamente de dónde surgen en Japón muchas de sus posturas amorosas: varias veces veremos que son un simple juego poético entre amantes, pero otras muchas es fácil descubrir en ellas una jerarquía concreta y un juego de poder determinante, donde esas relaciones de dominación-sumisión se solapan con la profunda conciencia social que existía en el imperio. En esos casos, está muy claro que lo más importante era, por supuesto, la diferencia de rango entre los amantes: por ejemplo, una alta dama de la corte que se encaprichase de un jardinero y yaciese con él entre la hierba, seguramente pensaría que estaba en todo su derecho de tratar al hombre como si fuese un animal, y lo mismo ocurría entre un noble y una de sus criadas, para lo cual no sólo había unas reglas tácitas, sino incluso una serie de posturas diseñadas específicamente para marcar esa diferencia de roles (y que a su vez se subdividían en otras distintas para remarcar ese aspecto de dominación o de sumisión). Huelga decir que no era necesario (y suponemos que tampoco deseable) utilizar una postura concreta con una persona concreta de forma invariable e inmutable, pero si tenemos en cuenta que entre los japoneses siempre ha tenido importancia el juego de someter al otro, comprenderemos que el uso de determinada posición amorosa tiene mucho más que ver con el hecho de quién domina a quién que con el placer intrínseco que pueda extraerse de ella. Este tipo de posturas, a las que hemos querido bautizar con el nombre de las posturas «Jerárquicas», son pues una forma de dominio más que otra cosa, pero vale la pena hacer la prueba con algunas de ellas, aunque sólo sea para saber qué se siente.

Desde luego, es necesario advertir de antemano que en ningún momento se está hablando aquí de situaciones reales verdaderas: no se trata ni mucho menos de ofrecer una guía acerca de abusos de poder o ejemplos de comportamiento deshonroso por ninguna de las partes. Muchas de las posturas «jerárquicas», tienen sin duda una base de realidad, pero no

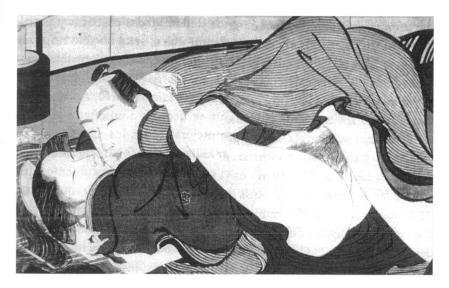

Las posturas de dominación y sumisión son juegos eróticos entre adultos, para alcanzar el máximo placer, con la conformidad mutua como condición.

hay duda alguna acerca de que son simplemente el resultado de la imaginación de unas cuantas personas que veían poesía y diversión allí donde seguramente sólo existían conductas del todo reprochables. Por supuesto, de ningún modo es lo mismo inventar historias que vivirlas en la realidad, así que todas estas posturas de dominación y sumisión deben ser consideradas únicamente como lo que son: juegos eróticos entre adultos perfectamente conscientes (y conformes) con lo que están haciendo.

Las posturas «Hijas del Tao»: una cuestión de energías

Por otra parte, y desde un punto de vista radicalmente distinto, nos encontramos en el Eros japonés con otro tipo de posturas que podrían denominarse como las posturas «Hijas del Tao», que tienen formas propias y sutiles diferencias respecto a las posturas «Jerárquicas»: fieles a su propia y específica forma de ver la vida, los japoneses fueron capaces de

101

inventar una serie de posturas que, más que creaciones absolutamente originales, eran variaciones poéticas de otras practicadas por sus vecinos chinos o hindúes, ya que desde allí viajaron los tratados amatorios que no tardaron demasiado tiempo en ser traducidos a la lengua del Imperio del Sol Naciente. Ya hemos visto cómo en épocas tempranas vieron la luz en Japón los textos del taoísmo más clásico, aquellos en los que la sexualidad era una parte más de la filosofía de vida propugnada por el Tao, pero es necesario recordar que esa sexualidad no era una parte cualquiera de las enseñanzas taoístas, sino que era algo que tenía importancia capital dentro de todo el esquema. Los maestros chinos no sólo conocían los meridianos de acupuntura y las prácticas de meditación y de medicina necesarias para aliviar al cuerpo de dolores y enfermedades, sino que también dominaban el uso de determinadas prácticas y posturas encaminadas precisamente a conseguir que el sexo no sólo resultase más agradable y placentero a la pareja, sino que además contribuyese a conseguir tener una existencia mucho más larga y plena, logrando así esa «inmortalidad» que ellos perseguían con tanto interés. Aún hoy día son famosos los maestros taoístas que se dedican a enseñar a la gente cómo utilizar su energía sexual para mejorar todos los aspectos de su vida, tanto íntima como cotidiana, por lo que tampoco está de más recordar que la filosofía del taoísmo es un compendio de conocimientos que no pueden aislarse unos de otros de ninguna forma, es decir, que el uso de la sexualidad como herramienta para alargar y mejorar la vida es algo que no está desligado del conocimiento del uso de las energías por parte del practicante, por lo que los conocimientos acerca de Tai-Chi o Qi-Gong y demás disciplinas complementarias resultan imprescindibles a la hora de intentar ponerse a estudiar seriamente el camino de la realización sexual. Pero sin esa necesidad de aspirar a realizaciones tan elevadas, y con la más sencilla meta de disfrutar de una sexualidad más plena y variada, los japoneses fueron capaces de entresacar la parte más erótica del Tao y de otras disciplinas afines para convertirla en un simple juego amoroso, lo cual es del todo aceptable si lo que se pretende es simplemente pasar unos momentos muy agradables con la pareja.

Sin embargo, sí conviene tener muy en cuenta una cosa: hemos dicho que muchas de estas posturas «Hijas del Tao» formaban (y algunas aún forman) parte intrínseca de la educación sexual del taoísmo, por lo que a pesar de que se las haya desprovisto de visualizaciones energéticas o de determinados modos de respiración, muchas de ellas siguen siendo realmente efectivas a la hora de sentir una importante subida de energía, sobre todo si por parte de la pareja hay entendimiento mutuo y se da la disposición a que esto suceda. Particularmente, cualquiera que practique durante el tiempo suficiente posturas como «El dragón girado» o «El Fénix revoloteando» en cualquiera de sus variaciones, se dará cuenta de que la energía entre él (o ella) y su amante aumenta de una forma notable, lo cual se traduce en un considerable aumento de la excitación y también de la sudoración, más sensibilidad en la piel, e incluso algunas veces la sensación de que el cuerpo de la pareja comienza a emitir un ligero resplandor. Si alguno de estos signos se manifiesta durante la práctica de la postura, no es necesario hacer nada más que disfrutar de las sensaciones y dejar que el orgasmo llegue naturalmente para que así se disipe la energía y la excitación se canalice de forma natural. Las parejas más experimentadas en el camino taoísta podrán dirigir la energía mediante respiraciones y demás ejercicios y conseguir así beneficios para su salud, pero como ya hemos dicho, ese no es el objetivo de nuestro libro.

Gritos, susurros y poesía

Es aquí precisamente donde conviene recordar el importantísimo papel que en el erotismo japonés tienen tanto los diálogos como los silencios. Es decir, que las posturas japonesas (y esto ocurre tanto en las «Jerárquicas» como en las «Hijas del Tao»), más que las hindúes o las taoístas, invitan al suave y poético diálogo entre los amantes, quienes podrán hacer uso de su imaginación y su sensibilidad erótica para incrementar tanto el placer como la ejecución de la postura. La mayoría de los nombres utilizados para describirlas pone de manifiesto lo importante que la poesía resulta a la hora de compartir caricias entre los amantes, además de que hay ciertas posiciones que facilitan la conversación mientras se están ejecutando. Al contrario de lo que muchas mentes occidentales puedan creer, el ejercicio de la conversación entre los amantes aumentará todavía más la intensidad de la relación erótica, ya que la poesía amorosa es un poderoso aliciente a la hora de que dos cuerpos se entiendan el uno al otro de forma total y completa, de esta forma, junto a los movimientos físicos que requiere una postura amatoria para llegar a una correcta ejecución, se explican también y brevemente las circunstancias que hayan podido dar lugar a esa posición concreta, derivadas del nombre que se le haya dado o de las figuras que puedan tener que trazar los amantes cuando comparten sus caricias.

Por supuesto, se recomienda vivamente a cualquiera que ejecute alguna de las distintas posturas que, simplemente, se deje llevar por la poesía, o quizás por los gritos o los silencios, dependiendo de cada

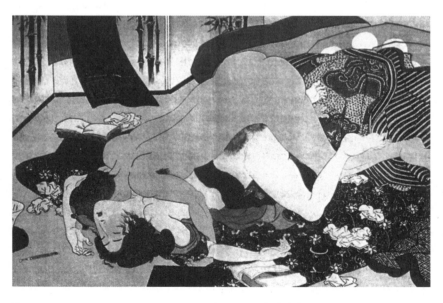

Los susurros entre amantes aumentan la intensidad del acto amoroso.

momento y circunstancia: cuando los nipones trazaron este íntimo y hermoso mapa de sus costumbres amorosas, sabían de sobra que sin la necesaria confianza entre los miembros integrantes de la pareja no servida de nada moverse de una u otra forma o adoptar distintas posiciones con brazos y piernas, porque lo que aquí se busca es una compenetración total, una entrega sin límites y una confianza absoluta en la otra persona. Sólo así se creará una situación de fusión total entre los amantes, capaz de generar sensaciones únicas, que es, desde luego, el objetivo que se está persiguiendo.

Dedicaremos entonces este capítulo a describir de forma sucinta algunas de las posturas más importantes que conforman el fascinante mundo del Eros japonés, y a pesar de que para mayor comodidad las dividiremos en estas dos categorías, comprobaremos de inmediato que más de una vez mostrarán aspectos mucho más comunes de lo que pueda parecer a primera vista, ya que, como el lector bien podrá comprobar, la mayor parte de las veces es la poesía quien sustenta lo más importante. Pero eso, por supuesto, no quiere decir ni mucho menos que se obvie la obtención por parte de ambos amantes del más refinado de los placeres.

Posturas jerárquicas: las dieciocho posiciones

Una vez más, es necesario insistir que en el Eros japonés es más que importante que el disfrute sea siempre mutuo. Es decir, que las cuestiones de jerarquías y los roles de dominación-sumisión están mucho más diluidos de lo que a primera vista pudiera parecer. A pesar de que muchos occidentales tienen la impresión de que las mujeres japonesas viven sometidas de una forma estricta y que el Eros japonés ha anulado (y anula) sistemáticamente su personalidad y su placer, nada más lejos de la realidad. Ya hemos visto cómo la sumisión puede ser claramente una forma de dominación, y en las posturas siguientes tendremos ocasión de comprobar que sería extremadamente complejo para un habitante de Occidente determinar quién es el elemento dominante y quién el dominado, ya que muchas veces dependerá de cosas mucho más sutiles que la postura o las palabras que se usen. Es fácil comprobar cómo todas estas «posturas jerárquicas», lejos de resultar frías o distantes o marcadamente comprometedoras, favorecen en realidad el acercamiento y las miradas, y por supuesto, los diálogos y los silencios. Veremos cómo «La doncella» obtiene un placer inesperado a la hora de satisfacer a su señor de una forma rápida y urgente, y comprobaremos también cómo, en una postura similar, es «La cortesana» quien somete al hombre y le utiliza a su capricho. Y veremos cómo «El pescador» es propenso a abrazar a su sirena para que le lleve a un más allá de sensaciones, y cómo «La monja» se hace consolar por un novicio de una forma rápida y fogosa.

Es necesario hacer una aclaración previa respecto a las posturas que aquí denominamos «Jerárquicas». Como muchas otras cosas en la cultura japonesa, estas formas de acoplamiento poseen una doble denominación, puesto que también tienen doble lectura, porque una cosa es la postura en sí misma («La rana», «La danza antigua»), y otra distinta la persona (o más bien el cargo público de la persona) que la practica («La doncella de baños», «El artesano»), a lo cual hay que añadir la distinción entre posturas realizadas estando de pie, sentado o tumbado (posiciones que también tienen que ver con aspectos de dominar o someter), pero de nuevo hay que recordar que de ninguna forma se trata de un sistema cerrado, sino que estas posturas, mediante todas estas disociaciones y dobles lecturas, lo que buscan (y consiguen) es multiplicar los poderes de la imaginación, y de ese modo, enriquecer infinitamente el acto amoroso.

Por ejemplo, veremos que la postura denominada «El mortero de medicamentos» se asimila perfectamente a lo que podría solicitar una monja de un novicio, es decir, una forma rápida y eficaz de satisfacción de una mujer mayor y experimentada a cargo de un joven presuroso e inexperto, además de que las monjas eran personas que también se dedicaban a la farmacopea, por lo cual el joven novicio que fuese enviado a por una medicina a casa de una monja, bien podía encontrarse con una situación semejante, lo cual, como bien se puede comprobar, se asemeja mucho más a una compleja historia que a una simple postura amatoria. Es así como funciona el Eros japonés, un mundo lleno de metáforas y dobles sentidos, de roles y de juegos de sumisión, de diálogos ardientes o de silencios explícitos.

Posturas de pie: «Las cuatro formas de sostener»

Cuatro son las posturas amorosas que se practican estando de pie ambos miembros de la pareja. Son posturas en las que el hombre debe sostener a la mujer, haciendo así gala de su fuerza y de su habilidad, y están indicadas para un encuentro amoroso rápido y agitado.

1. «El campesino»; la postura de «La rana»
Los campesinos eran considerados en el Japón medieval como personas rudas e incultas, que apenas salían de su mundo y no sabían nada acerca de buenos modales o formas de comportamiento. Para las personas de la corte, los campesinos eran poco más que animales que doblaban sus

espaldas de sol a sol y que lo hacían todo de formas groseras y toscas, sin refinamiento y sin elegancia. Todo lo que aprendían venía de los mismos animales, por lo que no era extraño que se comportasen como ellos.

La postura de «La rana» exige, como todas las posturas de pie, concentración y fuerza muscular por ambas partes: el hombre se mantiene erguido de pie, con las rodillas ligeramente dobladas pero sin apoyarse en ningún lugar, y sostiene entre sus brazos a la mujer. Ella, de espaldas a él, apoya su pierna izquierda tras la rodilla derecha del hombre, mientras que su pierna derecha se apoya en la mano derecha de él: de esa forma, la mujer queda sostenida en el aire mientras el hombre apuñala con su «raíz viril» la entreabierta «raíz femenina», con embates cortos y rápidos. La mujer debe ser lo suficientemente flexible como para conseguir girar su espalda y contemplar así el rostro de su amado, mientras que él debe ser lo suficientemente fuerte como para aguantar el peso de ella y procurarle a la vez el placer necesario. Es esta una postura que invita al rugido y al chillido, a la exposición brutal del deseo sin más testigos que las montañas y la tierra misma, donde la conversación entre los amantes puede (y debe) ser directa y sin demasiados remilgos.

Es posible imaginar a dos campesinos cultivando un inmenso campo de cereal en la planicie, un hombre y una mujer que de pronto sienten un deseo atávico y, medio ocultos entre las gavillas de trigo y comportándose casi como animales, se acoplan de forma brutal y sin ningún refinamiento ni reglas de cortejo: simplemente, el hombre sostiene a la mujer en el aire y la penetra, mientras ella se deja hacer por su macho dominante.

¿Quién es pues el activo y quién el pasivo? ¿Quién domina a quién? El hombre se siente fuerte y poderoso porque es su musculatura la que posibilita la unión, pero la mujer sabe de sobra que es ella con su peso quien marca el ritmo y puede agotar al hombre.

2. «La doncella»: la postura de «La antigua danza»

El término «doncella» no se refiere aquí de ningún modo significado occidental de mujer virgen, sino que designa a una empleada de rango social

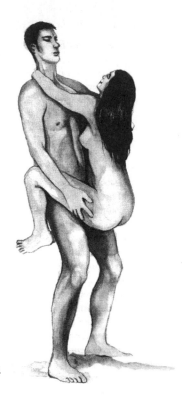

La doncella

inferior encargada de servir a alguien de la nobleza, ya fuera hombre o mujer. A pesar de que socialmente jamás podrían conseguir ascender de nivel o ser tratadas como poco más que sirvientas sin apenas existencia propia, el trabajo de doncella podía ser una verdadera bendición: una muchacha del campo sin ninguna clase de estudios podía verse maravillada con los esplendores de la corte o de la vida noble ayudando a su señora a peinarse o a vestirse, o sirviendo a su señor de formas más íntimas. En todas las culturas, las doncellas han servido muchas veces como un simple desahogo genital para muchos de sus señores, lo cual ciertamente no era agradable de ningún modo, pero los japoneses consiguieron convertir esta forma de dominación en un juego, practicando una de las posturas más antiguas que existen en la historia de la humanidad.

En efecto, la postura de «La antigua danza» evoca en su nombre un baile cuyo origen se pierde en la noche de los tiempos, ya que en el Japón medieval, el término «antiguo» equivalía a algo que en verdad quedaba muy, muy atrás en el tiempo. Es una danza simple, que se practica de pie y cara a cara: la mujer abre las piernas, y el hombre la sujeta con fuerza por debajo de las nalgas, introduciendo con violencia su «eje» en el «mortero». Ella mientras tanto, se abraza a él para no caerse, mientras que si apoya su espalda en una pared, la postura será más fácil para ambos. Esta es una unión que invita al susurro y al silencio, y también a la urgencia.

En la enorme mansión de un gran señor, donde vive mucha gente y las paredes son finas como el papel, una doncella camina por uno de los pasillos cargada con un cesto de ropa. Del otro lado aparece el señor, quien la mira con lascivia, y ella al instante comprende el mensaje y entreabre su kimono para ofrecerse con comodidad, el señor la toma en sus fuertes manos y de forma presurosa se clava en ella con urgencia y rapidez, otorgándose un placer fugaz y casi culpable. Ninguno de los dos debe hacer mucho ruido, ya que podrían ser descubiertos por alguien, por lo que la doncella se deja hacer del todo, de forma impasible y sin mostrar ningún signo exterior del enorme goce que su señor le está procurando.

¿Es el señor quien somete a la doncella con sus caprichos lascivos, ocupándose sólo de eyacular en su «mortero» sin preocuparse de nada más, o es la doncella quien domina al señor, consciente del poder que ejerce sobre el deseo de él, ya que lo inflama cada vez que muestra su actitud sumisa y complaciente?

3. *«La muchacha de la casa de baños»: la postura «En rombo»*

En el Japón imperial, las «casas de baños» tenían una gran tradición: el hombre iba a una casa regentada por mujeres que, además de las delicias de un baño completo y dedicado, ofrecían después las delicias de sus cuerpos. Estas mujeres eran las denominadas *yuna*, lo cual podría traducirse por «mujeres de tradición para las cancioncillas», ya que cantaban mientras enjabonaban a sus clientes, y como sus movimientos de enjabonado, raspado y aclarado se asemejaban a los de los monos, eran también conocidas con ese nombre. Eran mujeres de la vida, cortesanas que encajaban en el rango *kakoi* y que estaban acostumbradas al trato con los clientes, manteniendo con ellos unas formas de familiaridad que muchas veces eran incluso demasiado osadas, pero se lo podían permitir, porque los placeres de una casa de baños (que incluían mucho más que una sesión de caricias) eran algo a lo que pocos japoneses podían resistirse.

La postura «En rombo» se asimila a la muchacha de la casa de baños por dos motivos bien distintos: el primero, por el característico nudo en forma de rombo que sujetaba el moño bajo que llevaban, y el segundo, por el dibujo geométrico que forman tanto las piernas de la pareja como la vagina de la mujer cuando se ejecuta, ya que ésta es una postura que requiere muchísima flexibilidad por parte de ella. De pie, y cara a cara, el hombre sujeta a la mujer con sus fuertes brazos: ella abre sus piernas completamente aunque con las rodillas dobladas (si consigue hacerlo en una postura próxima a los 180 grados, su «abertura» tomará la forma de un rombo), entrelazando su pierna derecha en la izquierda de él, y dejando que la izquierda quede sujeta firmemente por el brazo derecho del hombre. De esa forma, ella desliza su «abertura» sobre la «muleta» de él, mientras que con sus brazos se sujeta al fuerte cuello del hombre y le susurra palabras obscenas.

En un rincón apartado de la casa de baños, un cliente habitual, alto y corpulento, le solicita a su *yuna* favorita la unión en la postura que le es propia. Ella, sonriendo, le muestra su flexibilidad abriendo sus piernas hasta el máximo, y él, complacido, la sostiene en el aire para que ella deje que su «abertura», convertida en un rombo igual que el que sujeta su cabello, reciba con entusiasmo la dura «muleta» de él, quien se deleita con las sensaciones que todo ello le produce.

No es necesario decir que la postura tiene su complejidad, y vale la pena preguntarse si la recompensa de conseguir una simetría romboidal compensa el enorme esfuerzo necesario de tomarse la molestia de realizarla, pero teniendo en cuenta el carácter poético del asunto, todo es posible, incluso el hecho de que el cliente que paga sea quien salga menos beneficiado de la unión. Desde el punto de vista del placer físico, no cabe duda de que el hombre no obtiene demasiado, pero sin embargo, es bien seguro que haber logrado completar una postura semejante es una hazaña que su honor conservará como algo más que una simple victoria momentánea.

4. *«La cortesana»: la postura de «El fardo atado con un cordel»*
Como ya se ha explicado, las cortesanas japonesas eran personas que también poseían determinados y distintivos rasgos jerárquicos. No era lo mismo ni mucho menos darle unas cuantas monedas a una simple *tsubone* por un rato de caricias rápidas y poco sustanciosas que conseguir los favores divinos de una *tayû*, pero, sea como fuere, lo que sí era importante era el hecho de que la cortesana disfrutase de su unión sexual, al menos en la medida de lo posible. Por ello, la postura de «El fardo atado con un cordel» ejemplifica perfectamente el placer que la mujer podía obtener del hombre, aunque a primera vista pudiese parecer lo contrario.

Esta postura guarda muchas similitudes con la de «La doncella», pero también contiene pequeñas sutilezas que son las que la caracterizan. Cara a cara, la mujer abre las piernas, y el hombre, con el kimono abierto pero sujeto por el cinturón, la sujeta pasando sus brazos bajo las rodillas de ella, dejando así su «agujero de las maravillas» a la altura deseada. La mujer, apoyando su espalda contra la pared, se aferra al cuerpo del hombre con sus brazos, apresando su «tronco de las maravillas» en las profundidades de su cuerpo, obligándole a moverse mientras le alecciona con palabras de ánimo.

Una altiva *tayû* está recluida en su habitación, haciendo esperar a su cliente y enervándolo así hasta el extremo. Cuando el deseo de él es ya insoportable, ella le permite entonces satisfacerse, pero siendo la mujer quien determine la situación en todo momento: de un potente salto se sitúa en la postura, y hace que el hombre le introduzca el «tronco de las maravillas» en su «agujero de las maravillas», exigiéndole con palabras rudas más fuerza y más resistencia por su parte, ya que el grado de apertura de las piernas de ella le facilita las más dulces sensaciones, cosa que, por supuesto, le complace plenamente a él.

Mediante esta postura, el hombre conseguía sin duda su objetivo, ya que la mujer está siendo poseída con fuerza y precisión, pero al mismo tiempo, el placer de ella es de lo más importante, ya que si su hombre resulta ser un enclenque incapaz de proporcionarle ni siquiera un momento de éxtasis dulce, no merece la pena que vuelva a intentar solicitar sus favores. Esa conducta, lejos de provocar en él una situación de hastío o despecho, hará que probablemente persiga aún con más ardor a la mujer, ya que su hombría ha quedado en entredicho, y eso es algo que no podrá soportar de ninguna de las maneras.

Posturas sedentes: «Las ocho maneras de tomar asiento»

A primera vista, podría parecer que en las posturas sedentes queda menos claro quién tiene sometido a quién que en las posturas de pie, pero la riqueza expresiva de los nombres y las historias que en ellos se encierran pronto despeja cualquier atisbo de duda respecto a eso.

5. «El militar»: la postura de «El barco de pesca»
El mundo militar siempre ha tenido en Japón una importancia capital, desde que sus primeros habitantes empezaron a comerciar y se vieron obligados a defenderse de ataques exteriores. Larga es la tradición de guerreros fieros y temibles, con alto grado de disciplina militar y un código de honor estricto y basado en la moral, pero también en la belleza, aunque esa belleza incluyese a veces cosas como el suicidio o el dar muerte a un amigo. El complejo código de conducta del samurái, el guerrero japonés por excelencia, es algo que siempre ha atraído la imaginación de todos aquellos que lo han vislumbrado, aunque sólo conozcan de él una mínima (y folklórica) parte, y eso también es extensible a las prácticas amatorias.

Muchos de los militares japoneses eran consumados navegantes, lo cual les asocia fácilmente a la cómoda postura de «El barco de pesca»: el hombre, con la «quilla» en posición erecta, se sienta sobre una alfombra con las piernas cruzadas, y la mujer se sienta entonces sobre él, pero de lado, de forma que sus dos piernas quedan por encima de la pierna derecha del hombre. Mientras ella se abraza a él y se introduce la «quilla» en su «puerta secreta», el hombre la sostiene entre sus brazos, pasando el derecho bajo las rodillas de ella, lo que posibilita un movimiento de vaivén no sólo hacia derecha e izquierda, sino también adelante y atrás, asemejándose a las oscilaciones de una barca mecida por las olas del océano. Si los dos amantes pueden mantener la postura de forma calmada y tranquila, sin delatar ninguna emoción exterior que manifieste el blando y profundo placer que están sintiendo, la dicha será completa.

Un experto samurái, conocedor de las artes de la guerra y de las corrientes marinas, parte hacia el océano junto con su amada, para escapar durante unos momentos del fragor de la batalla y del ruido del mundo. En cubierta, mientras las redes de pesca oscilan con lentitud, los dos amantes se entrelazan, y mientras la «quilla» de él está firmemente clavada en la «puerta secreta» de ella, ambos contemplan aparentemente impasibles la llegada del ocaso, acompasando sus delicados movimientos íntimos a los continuos roces que las olas producen en el casco del barco, tal vez ella no pueda reprimir unos pequeños gemidos en el momento en el que su placer se vuelve insoportable, pero él, como buen samurái, admirará la belleza de todo lo que le rodea al mismo tiempo que derrama el néctar en las entrañas de su amada sin dar muestras exteriores de la volcánica pasión que le consume por dentro.

Un samurái siempre será un samurái, se encuentre en el aprieto que se encuentre, así que, como militar de categoría, siempre tendrá un poder superior. Ahora bien, aquella afortunada que logre arrebatar las pasiones de alguno de ellos (y hay que tener en cuenta que eran muchos los que preferían el amor homosexual), será capaz de obtener todo cuanto desee.

6. «La dama de la corte»: la postura de «Los anillos engarzados»

Una «dama de corte» era alguien que se movía en las altas esferas, es decir, que habitaba la corte de una manera permanente y de por vida (a no ser, por supuesto, que cayese en desgracia por alguno de los innumerables motivos de trasgresión de normas de etiqueta o algo similar). De esa forma, la dama de corte era vista por la gente llana como un ser fuera del alcance, alguien que vivía en un mundo de flores y sauces que en realidad era más bien un nido de intrigas y celos, y donde el libertinaje, desde luego, estaba a la orden del día. A pesar de lo complicada que era la intimidad de la vida en la corte, las damas y los caballeros se arriesgaban una y otra vez para poder unirse de las formas más discretas posibles, y si nos fiamos de los testimonios que han llegado hasta nosotros, queda bastante claro que eran muchas las veces que lo conseguían.

«Los anillos engarzados» es una postura en la que es relativamente fácil disimular la unión de los dos amantes, y donde los encantos y las maniobras quedan ocultos a ojos indiscretos: el hombre se sienta en el suelo, con las plantas de los pies juntas y su «secreto» en posición, asomando por entre los repliegues del kimono. La mujer, por su parte, recoge sus vestidos y se apoya sobre la parte exterior de su muslo izquierdo de espaldas a él, levantando la otra pierna y dejando su «puerta secreta» a disposición del hombre. Una vez encajados, los dos amantes recogen sus kimonos de forma que parezca que están sentados uno junto al otro sin estar unidos en absoluto. Es una postura que no deja demasiada movilidad, así que la estimulación verbal es bastante imprescindible. El hombre, por su parte, puede ayudarse de su brazo derecho para mantener elevada la pierna derecha de la mujer, y llegar así a conseguir un poco más de movimiento.

Un noble caballero, vestido con un amplio kimono y un porte realmente digno, visita a la corte. Una de las damas le manda llamar a su alcoba, petición a la que él no se hace de rogar: ella, sin hablar, le indica una esterilla de bambú en el suelo, al mismo tiempo que sus manos entreabren los pliegues del hermoso kimono. Cuando el «secreto» del hombre está bien a la vista, él se sienta mientras ella aparta sus propias ropas y deja su «puerta secreta» a merced de él, sentándose encima. Los amantes se engarzan como si fuesen dos anillos, y la mujer inflama más y más la imaginación del hombre recitándole historias de lo más picantes, hasta que uno de los compañeros del hombre entra en la habitación, buscándole. Lo único que ve es a su compañero sentado y a la mujer delante de él, agachada como si buscase algo en el suelo, pero la proximidad física de los cuerpos indica algo más, y el recién llegado se retira con una sonrisa irónica.

La «dama de la corte» estará más que satisfecha, puesto que antes que ella será el caballero quien se halle en una situación comprometida: ella ha conseguido influir en el espíritu de él hasta el punto de hacerle poner en peligro su honra, y eso es algo que aumenta considerablemente su goce, y el caballero, por su parte, podrá presumir ante sus amigos de haber gozado de los favores de una alta dama con ardoroso temperamento, y nada menos que en sus mismos aposentos.

7. «El joven de barrio»: la postura de «El fusil de mecha»

Si la «dama de la corte» era un ser refinado y casi de otro mundo, el «joven de barrio» era todo lo contrario: se asimilaba a alguien tosco y rudo, sin experiencia ni maneras, egoísta y desconocedor de las cortesías más elementales, alguien que en el amor, como en todas las demás cosas, sólo pensaba en sí mismo y en sus placeres, por lo que usaba a las muchachas sin tener la más mínima consideración por ellas. Ahora bien, su fogosidad juvenil y su rudeza le conferían también cierto e innegable atractivo, claro está.

Un «joven de barrio» inexperto y egoísta era por fuerza un amante poco sutil, a quien no le preocupaba nada más que acabar pronto y satisfacerse, lo mismo que un animal, o que un fusil antiguo, al cual se le aplicaba fuego en la mecha y no tardaba en disparar (según los cánones medievales, el fusil de mecha era considerada un arma muy rápida, por mucho que hoy nos cueste creerlo). Así pues, la postura de «El fusil de mecha» es rápida y eficaz: el hombre se sienta en el suelo, con las piernas abiertas y su «fusil» a punto, y tomando a la mujer por las nalgas, se en-

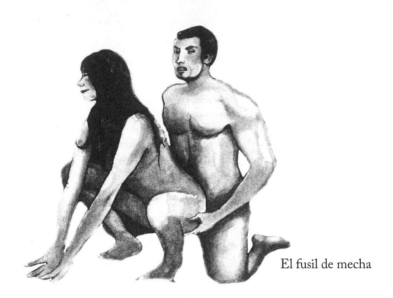

El fusil de mecha

caja en el «pote» de ella. La mujer está de espaldas al hombre y apoyada sobre sus pies, mientras las manos de él la hacen desplazarse arriba y abajo, a lo largo de su «fusil», hasta que éste no tarda en descargar. Probablemente, él haga uso de expresiones de lo más obsceno y discriminatorio hacia ella, tal y como corresponde a su baja condición.

El «joven de barrio» está sentado en el suelo de su casa, y tiene tan pocos modales que incluso está desnudo y con su «fusil» preparado: una joven pasa por su lado apartando la vista, visiblemente escandalizada, pero él, con rudas maneras, la reclama a su lado. El irreverente joven le arranca el kimono y le ordena que se siente sobre él, y mientras hunde su «fusil» en el «pote» de ella, manosea sus nalgas y las hace oscilar, gritándole todo tipo de expresiones obscenas e impropias, disparando su carga al cabo de unos pocos instantes. Ella probablemente aprovechará para vestirse y alejarse, mientras él, satisfecho, se quedará en el suelo, sin molestarse en cubrir su desnudez.

Esta postura podría parecer incluso vejatoria a primera vista, ya que aparentemente la mujer es un mero objeto donde el hombre descarga su «fusil de mecha» con rapidez y sin miramientos, pero probablemente ella también haya sabido disfrutar del sometimiento al que ha llevado al hombre, sintiéndose utilizada y sacando placer precisamente de ello. ¿Acaso no disfruta de tener su «pote» lleno de la esencia del hombre, y de contemplarle altiva desde el otro lado de la habitación, advirtiendo la rudeza de él y sintiéndose vencedora en el combate?

8. «La joven de barrio»: la postura de «El trozo de pastel»

Esta es una postura que ejemplifica perfectamente la ambigüedad que existe en el Eros japonés, ya que es la clara y directa contrapartida de su antecesora. Si «el joven de barrio» era un hombre rudo y sin modales pre-ocupado únicamente de unos momentos de su propio y efímero placer, ocurre lo mismo con «la joven de barrio»: estamos hablando entonces de una muchacha de temperamento fogoso que no duda en aprovecharse de los hombres usándoles como si fuesen simples instrumentos para su propio goce, sin importarle absolutamente nada los sentimientos o sen-saciones que pueda tener él. Es fácil imaginar a una mujer sin elegancia y tan directa que fuese una especie de demonio salido de los infiernos.

La postura de «El trozo de pastel» está diseñada precisamente para eso, es decir, para que una mujer experta y enérgica tome el control de la situación y se procure placer a sí misma, aparentemente sin importarle en absoluto lo que sienta el hombre: él se sienta con las piernas cerradas

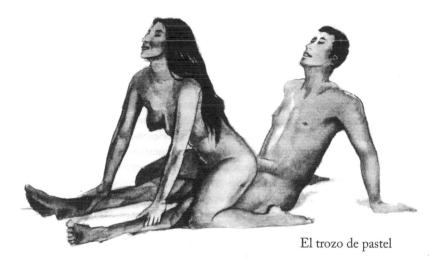

El trozo de pastel

y paralelas, y su «batidor» apuntando al cielo. Ella se pone de rodillas sobre él, con las piernas abiertas, y tomando con fuerza el «batidor», lo restriega con lujuria por su «mortero», insistiendo en aquellos puntos en los que le da más placer, y buscando o no la penetración, dependiendo de sus propios deseos. Mientras tanto, el hombre, apoyado en sus manos, asiste a la escena con impasibilidad y autocontrol, esforzándose para que las manipulaciones de su «batidor» por parte de la mujer no provoquen un estallido, ya que lo que está en juego es el placer de ella, no el suyo propio. Mientras tanto, y si la «joven de barrio» es perversa, retrasará todo lo que pueda su goce mientras azuza al hombre con historias ardientes, mientras él batallará consigo mismo para permanecer impasible.

Una «joven de barrio» de temperamento ardoroso y mucha mala fama, atrae con su mirada a un hombre que pasea por la calle. En cuanto él ha entrado en la casa, ella le hace sentarse en el suelo, y colocándose sobre él, extrae su «batidor» de entre la ropa y empieza a pasárselo por su húmedo «mortero», sin preocuparse por los deseos o las necesidades de él. Es más, con su lenguaje de barrio y sus nulos modales, le reprende y le reprocha su falta de hombría, retándole a un combate amoroso y repitiéndole continuamente que está segura de que no será capaz de aguantarse, mientras ella disfruta únicamente del «trozo de pastel» que más le interesa. Probablemente, ella tardará un rato en llegar a la cima de su placer, y cuando lo haga, se levantará y le ordenará al hombre que se vaya con malas maneras, sin importarle absolutamente nada cual es su estado.

Si «el joven de barrio» era un hombre insensible y vejatorio, ¿qué es entonces «la joven de barrio»? De nuevo es ella la que aparentemente acapara todo el placer y utiliza al hombre como si fuese un muñeco sin alma ni sentimientos, pero, ¿acaso no obtiene él una dicha inmensa sintiéndose utilizado por la dama, que le ha convertido en un mero instrumento de goce?

9. «La monja»: la postura de «El mortero de medicamentos»
De sobra es sabido que en todas las religiones hay un lado oscuro, que no es oro todo lo que reluce y que no todos los miembros de la congre-

gación son tan puros como aparentan, en el caso de las monjas budistas, esto tiene una doble lectura, ya que las había de dos tipos muy diferentes: unas eran mujeres que tomaban los votos tras quedarse viudas (y que por tanto vivían en sus casas, bastante apartadas del resto del mundo pero tal vez accesibles a distintas peticiones de dudosa honra), y otras eran las que decidían hacerse novicias y vivían en los monasterios (lugares que la fantasía popular no tardó en convertir en antros de vicio y depravación, donde se practicaban perversas uniones entre las religiosas, unas ideas que en muchos casos tenían una probable causa real). Pero, desde luego, la monja era por encima de todo un ser sagrado, y compartir los placeres con una de ellas se consideraba un tabú, claro que muchas veces lo más prohibido es lo que resulta ser más atrayente.

Evidentemente, ninguna de las posturas del Eros japonés tiene indicación alguna acerca de la edad que deben tener los distintos miembros de la pareja, pero es cierto que «El mortero de medicamentos» requiere un hombre joven y viril, puesto que es una postura donde es necesaria una vigorosa erección del «mazo». El hombre se sienta sobre sus talones, con las piernas ligeramente abiertas y su «mazo» bien a punto. Por su parte, la mujer se tumba sobre sus riñones frente a él y se apoya sobre sus codos, dejando bien a la vista su «mortero» entreabierto. Él, sujetándola por las piernas, debe introducir su «mazo» y propinarle al «mortero» golpes rápidos y precisos con la agilidad de sus riñones y la fuerza de su juventud, mientras que ella le contempla con sonrisa experimentada y le anima a que le demuestre cuánta es la potencia que tiene su instrumento

Un acobardado joven, inexperto en las artes de amor y en las intrigas mundanas, acude a un monasterio de monjas a buscar un preparado medicinal que le han encargado. Una vez allí, una monja de más edad le recibe en su aposento, y después de asegurarse de que es del agrado del joven, le muestra su ansioso «mortero» y le invita a que sea él quien con su «mazo» muela los medicamentos: el joven está tan presuroso de aprender tal arte que no tarda en hacer suspirar a la religiosa con sus furiosas embestidas, la cual, estimulada por el ardiente deseo de la juventud, anima a su aprendiz con sabias palabras.

121

Una vez más, la ambigüedad está servida: ¿debe agradecer el joven la lección de medicina impartida por la sabia y experimentada mujer, o es «la monja» la que desde su madurez tiene que rezar con más fervor por el joven regalo que le han hecho los dioses? Ambos han obtenido lo que deseaban, y ambos están igual de satisfechos.

10. «El religioso»: la postura de «El cordón al cuello»

Si las monjas podían ser seres depravados, era lógico que los monjes también pudiesen serlo. Y si las monjas siempre han gozado de fama dudosa, peor aún lo han tenido los religiosos que se han dedicado a la vía mística y que muchas veces han sido tentados por los demonios de la carne y la lujuria. En todos los libros clásicos escritos en el Imperio del Sol Naciente hay referencias a monjes budistas que no eran tan castos y puros como ellos aparentaban ser, y aunque en muchas de esas narraciones se trata simplemente de un recurso literario (por lo general de carácter cómico o satírico), todo indica que probablemente la conducta de los hombres de fe era un tanto liberal en muchos casos.

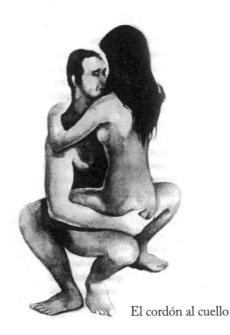

El cordón al cuello

«El cordón al cuello» era un distintivo de alta graduación entre los monjes, por lo que en este caso concreto hace referencia a su alto rango y a su manera de satisfacer sus más bajos deseos. El hombre se sienta sobre sus talones con las piernas separadas y su «secreto» bien a punto, y la mujer, rodeándole el cuello con los brazos, se sienta frente a él con las piernas bien abiertas ofreciéndole su «puerta de las joyas», en la que él se pierde con deleite. Mediante un movimiento de balanceo por parte de ella (impulsándose con sus riñones y sujetándose al cuello de él con sus brazos), los dos se contarán mutuamente todo aquello que deban decirse, confesándole ella a él todos sus oscuros secretos.

Un religioso, en su templo, recibe a una devota mujer que viene a solicitar sus sabios consejos espirituales, pero él, más preocupado por los asuntos terrenales, la incita con sus gestos y palabras a que se convierta en un «cordón al cuello», mientras le enseña con naturalidad la intimidad de su «secreto». Ella, aunque reacia al principio, acaba sometiéndose, y recibe en su «puerta de las joyas» las balsámicas palabras del monje, mientras sus brazos se enroscan amorosamente en torno al cuello de él, formando un cordón. Reconfortada en lo más hondo de su alma, la mujer se abandona a los blandos y cálidos consejos.

Está claro que «el religioso» obtiene un placer prohibido y mundano, arrancado incluso casi a la fuerza debido a la altura de su posición social y a su cualidad como representante de las divinidades, pero, ¿acaso la dama no halla una voluptuosidad prohibida en el hecho de convertirse en el receptáculo de los placeres de un venerable maestro, sabiendo además que con ello obedece a instintos antiguos?

11. «El pescador»: la postura de «El mortero del té»

Siendo un país formado por un archipiélago, no es nada extraño que las artes de la navegación y la pesca fuesen algo muy habitual entre muchos sectores de la población del Imperio del Sol Naciente. Si bien es cierto que muchas personas del interior de las montañas no llegaban siquiera a ver el mar en toda su vida, eran muchos los aficionados a las artes marítimas, ya fuese por razones comerciales o militares. Y entre ellos, había un sector particularmente numeroso: los pescadores, gentes de mar que se ganaban la vida con un oficio bastante trabajoso que requería pericia y dominio de muchas artes, entre ellas, por supuesto, la navegación. Aunque muchos de ellos practicaban la pesca de bajura y no se alejaban demasiado de la costa no era raro que las traicioneras corrientes les jugasen malas pasadas, por lo que el riesgo que corrían hacía que, según los rumores y la tradición popular, fuesen personas ardientes y apasionadas en el acto amoroso, ya que siempre que lo hacían podía ser la última.

«El mortero del té» era un instrumento común en muchas casas japonesas, cuyo uso exigía cierta pericia y precisión: el té era una infusión muy apreciada en las islas, y su molido se realizaba en un mortero que se golpeaba con delicadeza y fuerza al mismo tiempo, de una forma muy concentrada. De esa forma, el hombre se sienta sobre sus nalgas apoyando la planta del pie derecho en el suelo, arqueando así sus riñones y con el «mazo» dispuesto, y la mujer se sienta a horcajadas frente a él, clavándose el «mazo» en su «mortero». El secreto está en el estrecho abrazo que une a los amantes, que se abrazan con fuerza sin que entre sus cuerpos pueda deslizarse ni una hoja de papel, igual que las hojas del té quedan atrapadas entre el mazo y el mortero convirtiéndose así en fino polvo: en esta postura los cuerpos están tan unidos que incluso las ropas molestan, y es conveniente descubrirse el torso por completo (cosa que los pescadores hacían habitualmente, por cuestiones de trabajo). Al mismo tiempo, los rostros están tan cercanos que las más ardientes y extraordinarias palabras de amor vuelan de unos labios a otros, a la vez que las caricias se prodigan de uno a otro cuerpo. Es también una postura que invita a un balanceo más controlado que «La barca de pesca», ya que los cuerpos de los dos ejecutantes tienen excelentes puntos de apoyo para dar rienda suelta a su pasión.

Un «pescador» ha tardado tres días en volver a puerto, ya que una tormenta le ha sorprendido y le ha obligado a refugiarse en una alejada roca en alta mar. Cuando llega a casa, exhausto y empapado, su mujer lo recibe con cálidos abrazos y lágrimas en las mejillas: mientras el revitalizante té se prepara al fuego, ella, desnuda como su esposo, clava su «mortero» sobre el deseoso «mazo» de él, susurrándole palabras de amor eterno llenas de deseo y de dicha, mientras el hombre, agradecido por estar a salvo, se aferra al cuerpo de su esposa con la misma intensidad que sus manos se asían a la roca en el mar balanceándose los dos como si estuviesen sobre el frágil barco de pesca.

He aquí una postura donde la dominación y la sumisión dan paso al placer pleno y gozoso, donde los amantes se sitúan en completa igualdad y los dos están felices de compartir sus placeres abiertamente. Es una postura muy íntima, recomendada para parejas que se conozcan sobradamente y que estén dispuestas a compartir una experiencia intensa y profunda, como el reencuentro de dos amantes que han estado a punto de separarse para siempre.

12. «El artesano»: la postura de «El torno del alfarero»

Los artesanos fueron gente muy respetada en Japón, porque ellos eran los artífices de refinados instrumentos, de los hermosos y etéreos kimonos, o de delicados recipientes de arcilla que hacían las delicias de los más pudientes y que eran la envidia de otras culturas. En este caso concreto, «el artesano» se refiere concretamente a aquel que trabajaba el barro y confeccionaba los utensilios necesarios para la vida cotidiana: ollas, cacerolas, tazas, jarrones y demás recipientes salían de las expertas manos de los alfareros, quienes eran delicados y atentos, y muy precisos en su trabajo, y como todos los hombres que se dedicaban a semejantes tareas, eran personas de un tacto especial y cuidadoso.

«El torno del alfarero» era un lugar donde lo más importante eran sin duda las manos del artesano: ellas eran las encargadas de modelar la materia prima con la que eran capaces de hacer cosas extraordinarias, por lo que esas extremidades eran diestras y capaces de hacer maravillas, y también, claro está, de causar las más profundas sensaciones. De esa forma, el hombre se sienta sobre sus talones con las piernas juntas y su «clavija» bien dispuesta, y la mujer se coloca de espaldas a él, pero en posición de cuatro patas: ella debe acercar su «abertura» hasta la «clavija», y una vez ensartada en ella, no tiene que hacer nada más que dejarse llevar por las hábiles manos del «artesano», quien modelará su arcilla con todo el calor y la dulzura habituales. Al mismo tiempo, y como suele hacer siempre que trabaja la arcilla, el artesano probablemente recitará un largo y amoroso poema, o contará una historia lo suficientemente interesante como para no desmerecer las habilidades de sus expertas manos.

Una mujer va a casa de un «artesano» para encargarle una olla a medida. Cuando él le ha enseñado unas cuantas y ella ha negado siempre con la cabeza, el hombre comprende lo que ella desea, y prepara su «torno» con su «clavija» para que ella coloque su «abertura» sobre él. Entonces, las expertas manos del alfarero acarician la blanda y cálida arcilla dándole forma con mucho amor y suavidad, mientras de sus labios sale una larga historia procaz, la cual hace que, mientras él está dando forma a la olla encargada, la dama se deleite con sus palabras y se sienta en el más elevado de los paraísos. Las delicadas y expertas manos del artesano provocan en la mujer unas sensaciones que ningún otro puede igualar, pero, ¿acaso el «artesano» no obtiene de esa manera una ganancia espléndida y bien merecida?

Posturas yacentes: «Las seis mujeres sabias»

Finalmente, llegamos al último ciclo de las posturas «Jerárquicas», que simplemente ostentan los nombres de seis profesiones o condiciones femeninas sin asociarse a cosas concretas, porque ellas en sí mismas ya contienen las necesarias historias en su interior. Esta nomenclatura femenina no resulta sorprendente en modo alguno, ya que en la posición acostada, y a pesar de que pueda parecer lo contrario a primera vista, suele ser la mujer la que lleva la voz cantante: concubina o bailarina, viuda o empleada de hogar, en el Eros oriental la mujer nunca olvida que es ella quien encuentra su propio placer a través del,hombre, manejándolo a su capricho, lo cual, por supuesto, le produce a él una entera y absoluta satisfacción.

13. «La concubina»

Dejando aparte el asunto de las cortesanas, nos encontramos que en Japón también existía el papel de la concubina, una mujer mantenida por un hombre y educada únicamente para el placer de su dueño, con lo cual, no sólo era experta en mil y una formas amatorias, sino que además resultaba de lo más dulce y sumisa (un rasgo muy apreciado en el país, como ya se ha dicho). La concubina era aquella mujer que se situaba en lo más alto de los mitos eróticos del Imperio del Sol Naciente, ya que era culta y entrenada, y también obediente y atenta a los caprichos de su señor, a pesar de que, por supuesto, tampoco es oro todo lo que reluce. En el mundo real, el señor que mantenía una o varias concubinas bajo su mismo techo, lo hacía sobre todo por ostentación, como los que convocaban grandes fiestas a las que llevaban muchas geishas para demostrar su poder adquisitivo, era mucho más fácil y rentable contratar los servicios de una cortesana, incluso de una *tayû*, que no mantener una concubina encerrada a cal y canto en un palacio alejado. Sin embargo,

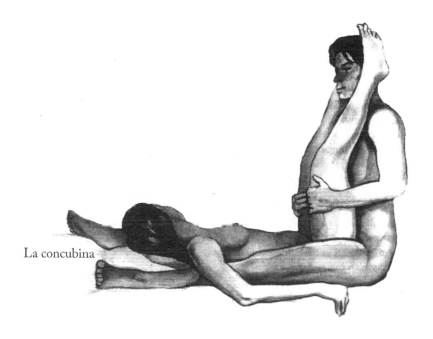

La concubina

no cabe duda de que las que llegaban a concubinas eran una fuente de sabiduría erótica y un verdadero mito para los que no tenían acceso a esa forma de entretenimiento, y eso se condensó y plasmó en una de las posturas más atrevidas de todo el erotismo nipón.

La mujer se tiende boca arriba en el suelo, sobre una alfombra o tendida en un futón, y apoya su cabeza en una almohada dura de madera. El hombre se sitúa frente a la «puerta del amor» de ella, sentándose sobre sus nalgas con las piernas abiertas, y con el «tronco de jade» preparado: entonces, él sostiene las piernas de ella en alto, dejando elevada y bien a la vista la «puerta del amor», en la que se introduce. Así colocado, puede comenzar un lento movimiento de vaivén que le dará un suave placer (aumentado por el hecho de que, al mantener las piernas juntas, ella tendrá su «gruta» más estrecha), pero sin duda lo más placentero será contemplar con toda nitidez los secretos encantos de la «concubina», que siempre estarán a la vista, mientras tanto, seguramente ella le dirija sensuales palabras de reproche por estar tan expuesta a sus indiscretas miradas. El pudor por mostrar abiertamente los genitales sirve a veces como el más poderoso de los estimulantes.

14. «La bailarina»

Las mujeres que han dedicado su vida al bello arte de la danza han tenido una fuerte carga sensual en todas las culturas: teniendo en cuenta que en Japón el baile es un arte profundamente arraigado, que exige sacrificios y muchos esfuerzos, no es de extrañar que las mujeres que lo practican sean vistas como ejemplo de rigor y disciplina, y también, por supuesto, como algo de lo más apetecible. De hecho, su sentido del ritmo y del movimiento es capaz de embelesar a un nipón enamorado de la belleza, y si a ello se le añade la flexibilidad de su cuerpo y las posibilidades que eso representa, es fácil comprender por qué existe una postura llamada «La bailarina», y por qué para ejecutarla hace falta tener una facilidad de movilidad corporal bastante evidente.

La mujer, tumbándose boca arriba, recibe al hombre sobre ella: él, de rodillas, pasa sus dos manos por debajo de las rodillas de ella, levantán-

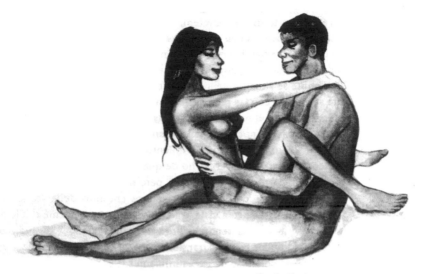

La bailarina

dole los muslos y exponiendo así su «cueva de las maravillas» para el placer, mientras que ella arquea su espalda todo lo posible y pasa sus brazos en tomo al cuello de él, sujetándose con fuerza. De esa manera, cuando el «tallo de jade» penetra en la «cueva de las maravillas», la mujer puede utilizar toda su habilidad y flexibilidad para iniciar un movimiento de oscilación que le conferirá a la postura un elemento del todo novedoso, mientras los dos amantes se susurran maravillas al oído. Si a eso añadimos que la danza ejercita además todos los músculos de la región púbica femenina, se comprenderá fácilmente que esta «cueva de las maravillas» esconde un verdadero tesoro de sensaciones.

15. «La posadera»

Las posadas y mesones eran algo común en el Imperio del Sol Naciente, un lugar donde las distancias eran largas y se hacían de formas tan sencillas como a pie o a caballo, o quizás con un poco de suerte, en carro o en diligencia. En esas condiciones, el llegar hasta una posada era recibido como una verdadera bendición, ya que era ese un lugar en el que el viajero podía descansar de las fatigas del camino junto a un buen fuego y una magnífica comida por unas cuantas monedas, y, si la situación era

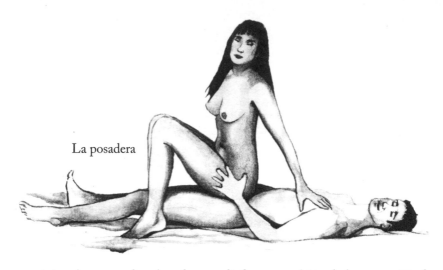

La posadera

propicia y las monedas abundantes, disfrutar también de la compañía de alguna de las muchachas que atendían la posada. Por supuesto, no era raro que muchas de las mujeres que pasaban su vida en los mesones se dedicasen a redondear sus ingresos ejerciendo una prostitución bastante rudimentaria y mal pagada, pero lo que sí resultaba más bien escaso era encontrar una mesonera con las habilidades eróticas que la tradición popular le atribuía. Al ser mujeres acostumbradas a trabajos tan rudos como la limpieza de grandes superficies o la monta de caballos, las mujeres de posada solían ser fuertes y vigorosas, y por eso el saber popular sintetizó todos esos atributos en una única postura donde la mujer es la completa dueña y señora.

El hombre se tumba de espaldas, boca arriba, con la cabeza apoyada en una almohada. Entonces, la mujer, dándole la espalda, se sienta sobre el estómago del hombre, apoyándose en el suelo con sus fuertes piernas y dejando su «puerta secreta» al mismo nivel que el «batidor» de él. Como es una mujer vigorosa, primero se encargará de estimular largamente el «batidor» con hábiles manipulaciones de sus manos, para luego introducírselo directamente en su interior y cabalgar sobre él como si estuviese montando a un caballo salvaje. Por su parte, el hombre puede utilizar sus manos para sujetar el cuerpo de la «posadera», estimular sus senos, o acariciar su espalda y sus nalgas mientras ella está domándole; probablemente, ella ejerza de amazona con precisión y tenacidad, estimulando a su «caballo» con palabras picantes y expresiones de poder.

16. «La viuda»

La viudedad, por supuesto, era algo que no se elegía. En el Imperio del Sol Naciente eran muchas las mujeres que se quedaban sin marido a cualquier edad (a veces, a muy temprana): esposas de guerreros, de pescadores, de labriegos o incluso de artesanos, corrían el riesgo de que una guerra, una epidemia o una catástrofe natural les arrebatase a su hombre y las dejase en una situación que por supuesto dependía mucho de la condición social. Había viudas que disfrutaban de unos bienes y unas rentas fructíferas, y había viudas que no tenían otro remedio que volver a casarse para poder formar de nuevo una familia, y, desde luego, había viudas a las que no les quedaba más salida que la venta de su cuerpo. Contrariamente a otras tradiciones culturales en las que la viuda es repudiada por los hombres (en bastantes culturas del planeta han sido muchas las personas que creían que iban a darles mala suerte en su vida), en Japón siempre fue vista como algo frágil y delicado, una mujer desconsolada a la que es más que lícito cortejar, ya que probablemente su actitud será de absoluta entrega y deseo. Es lógico que después de haber perdido un hombre eche de menos a otro con todas sus fuerzas, o al menos, eso dice la sabiduría popular. El escritor Saikaku, en su libro *Amores de un vividor*, nos lo deja bien claro: «En este mundo, donde los juegos pasionales no conocen fin, nadie hay más enamoradizo que una

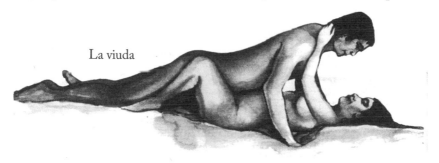

La viuda

viuda», y además, está citando una fuente antigua y ya perdida cuando escribe esa frase.

La postura es aparentemente muy sencilla, y el secreto consiste en la proximidad asfixiante de los dos cuerpos: la mujer se tumba boca arriba con las rodillas dobladas, las piernas abiertas y su «puerta de las joyas» bien abierta, y el hombre, frente a ella y apoyado en sus rodillas, la penetra con su «tronco de jade», mientras los dos se abrazan todo lo estrechamente que pueden con sus brazos de forma mutua. La mujer busca la pasión perdida y llora lágrimas cálidas recordando el placer que le otorgaba su amor, y el hombre recibe los beneficios que para otro han sido desgracias. En esta postura no se busca el diálogo, sino más bien el ensimismamiento de cada uno de los cónyuges, por lo que ella apoya su nuca en una almohada que le permite reclinar la cabeza hacia atrás, evitándole así el tener que mirar al hombre a los ojos y no reconocer en él al difunto marido. Probablemente, de los labios de ella no surgirá ni siquiera un susurro, pero la fuerza de sus abrazos no dará lugar a dudas acerca de la intensidad de su placer.

17. «La nodriza»

He aquí el prototipo de mujer perversa, siempre dispuesta a aprovecharse de cualquier hombre, fetiche erótico que en muchas culturas ha gozado de gran importancia, y el Eros japonés no es ninguna excepción. Eran bastantes los hombres que contemplaban a la nodriza como un objeto de lujuria ya que, tuviesen la edad que tuviesen, en su presencia volvían de nuevo a sentirse como niños de pecho, con todo lo que eso implicaba. La nodriza era desde luego una mujer de mucho mundo, que sabía de sobra que los hombres son en su mayoría niños a los que acunar, y que al mismo tiempo, había tenido las suficientes experiencias como para ser la institutriz perfecta de cualquier muchacho de buena familia. Era una mujer directa, capaz de desvelar secretos y de hacer caer a sus pies a cualquier hombre, o, al menos, a cualquier hombre dispuesto a ello o resulta extraño que las nodrizas que aparecen en las historias niponas sean mujeres temperamentales y de lenguaje directo y a veces soez, y que incluso se atrevan a hacer cosas como besar en los labios a alguien estando en público, todo lo cual, por supuesto, excitaba (y excita) la imaginación erótica de más de uno.

El hombre se acuesta boca arriba sobre una esterilla, completamente desnudo e indefenso, mientras la nodriza, abriéndose la parte inferior de su kimono, se acuesta sobre él con energía y decisión, tomando entre sus manos el dispuesto «tronco de jade» e introduciéndoselo en su «cueva de las maravillas» después de haberlo acariciado largo rato. Sin soltarlo, y apoyándose en su pierna derecha para poder realizar con comodidad un movimiento ascendente y descendente, proporcionará a su pupilo un inigualable placer tanto con su «cueva» como con sus manos, al mismo tiempo que le besa descaradamente en los labios y le recoge la cabeza con su brazo izquierdo, acunándolo amorosamente. Él no tiene otra opción más que dejarse llevar por las intensas sensaciones y confiar completamente en la maestría de su nodriza, que tendrá que procurarse el placer para sí misma al tiempo que no decepciona al joven muchacho.

18. «La empleada de hogar»

En el Japón medieval no existía una ocupación que fuese específicamente considerada como «señora de la limpieza»: las clases pudientes tenían en sus mansiones a distintos criados de ambos sexos que se ocupaban de múltiples labores, que podían ir desde recoger leña para el fuego hasta limpiar pasillos, pulir las tablas del suelo o arrancar las malas hierbas del jardín. Eran mujeres ágiles y flexibles, habituadas al duro trabajo y también acostumbradas a satisfacer algunos de los caprichos de su señor, y, muchas veces, consideradas como si fuesen meros muebles o bestias de carga con los que no había que tener miramiento alguno. De nuevo la sabiduría erótica popular consiguió destilar una serie de cualidades (reales o inventadas) atribuidas a las mujeres empleadas de hogar, y crear con ellas una de las posturas más indecentes de todas las variantes amatorias niponas, algo que, verdaderamente, no se podía practicar más que en un entorno privado, pero que resultaba ser el colmo de la depravación si los dos interesados se arriesgaban a realizar en una parte de la casa donde podían ser sorprendidos (por ejemplo, en un pasillo oscuro durante la noche, mientras los demás habitantes estaban durmiendo).

Partiendo de la posición a cuatro patas, la mujer se apoya sobre el brazo y la pierna izquierdos, y el hombre, situado también a cuatro patas detrás de ella, sostiene en el aire la pierna derecha de la mujer con ayuda de sus brazos (pasando uno bajo la cintura de ella), consiguiendo así que el «secreto» femenino quede ampliamente expuesto, ya que las piernas de la mujer formarán un ángulo de casi 180 grados. De esa forma, y siempre a cuatro patas, el hombre penetrará con su firme «mástil» el «secreto» de la mujer, ayudándose de sus fuertes brazos para mantener la postura, y' obligándola a que gire la cabeza para besarla en la boca y decirle toda clase de comentarios subidos de tono. La entrega de la empleada de hogar es total y absoluta: por una parte, su «secreto» está tan expuesto que cualquiera podría verlo en todo su esplendor, y por la otra, está tan sometida a su patrón que incluso tiene que permitirle que la bese en la boca, como si ella fuese un simple animal sin sentimientos, y eso, por supuesto, a riesgo de que alguien pueda encontrarles en esa posición sumamente indecente.

Estas son pues las dieciocho posturas «Jerárquicas», donde tal y como se ha podido comprobar, queda por encima de todo lo demás el placer poético y literario de estar viviendo una historia al mismo tiempo que se comparten caricias cariñosas y se disfruta (y no por ello es menos importante) con los roles de dominación y sumisión. A muchas personas de Occidente tal vez les parezca que hay demasiadas cosas a tener en cuenta en algunas de las posiciones, o quizás que muchas veces la complicación del asunto acaba con todo el placer, pero eso no es en absoluto cierto: los japoneses siempre fueron grandes contadores de historias, y pronto se dieron cuenta de que el acto amoroso se hacía infinitamente más entretenido y fresco si incluía en su interior una historia distinta cada vez. Si se piensa con detenimiento, en el Imperio del Sol Naciente se practicaban juegos eróticos que hoy día podríamos calificar como «fantasías», algo que en prácticamente la totalidad de las culturas de Occidente fue considerado un tabú bastante fuerte hasta bien entrado el siglo XX, donde el «juego» empezó a recuperar importancia en la vida íntima de una pareja (y no cabe duda respecto a lo fundamental que resulta que dos adultos «jueguen» mientras hacen el amor). Comparando las ingeniosas y complejas uniones del Eros japonés con los convencionales y muchas veces vulgarmente insípidos acoplamientos occidentales no podemos evitar tener ciertas dudas acerca de qué civilización tendría que haber aprendido más una de otra cuando las dos se encontraron definitivamente.

Posturas «Hijas del Tao»:
las doce criaturas celestiales

Como ya habíamos comentado, el sexo tiene en la filosofía taoísta un peso de lo más específico, y por ello no es de extrañar que en los tratados clásicos chinos se hagan múltiples referencias a un tema tan amplio y con tantas posibilidades. Los japoneses, por su parte, decidieron quedarse con lo que más les interesaba de las complicadas posturas chinas y convertirlas así en metáforas poéticas para sus juegos amatorios, explorando principalmente las posibilidades poéticas del asunto: sin perder por ello de vista la búsqueda de la belleza o los roles de dominación y sumisión que les son propios, los amantes nipones consiguieron darles una vuelta de tuerca a las teorías taoístas y enriquecieron así sustancialmente su propio Eros, creando toda una variedad de posiciones que han llegado hasta nosotros de forma muy fragmentaria. Desde luego, de ninguna manera podría negarse la efectividad de «El dragón dado la vuelta», «La pareja de golondrinas» o «El revoloteo de la mariposa» a la hora de proporcionar no sólo un goce físico, sino también poético y casi podría decirse que espiritual, y por supuesto, no se puede olvidar de ninguna forma que si bien estas posturas están desligadas del corpus teórico y práctico del Tao es decir, que se ejecutan solamente como juegos amorosos y están desprovistas de mucho contenido original, como entre otras cosas de las complicadas series de respiraciones taoístas), no se puede evitar que fa carga energética que producen no se manifieste, por lo que no será extraño que los amantes que las pongan en práctica sientan en su cuerpo sensaciones de extremo calor, hormigueos, hipersensibilidad, o cosas similares. Es algo perfectamente normal, y que al principio puede causar más de una sorpresa a los ejecutantes novatos.

Sin embargo, sí es necesario hacer una pequeña advertencia antes de continuar, y esto es algo que hay que tener muy en cuenta: las posturas «Hijas del Tao» son posiciones amatorias muy íntimas, refinadas hasta el máximo y diseñadas para ser ejecutadas únicamente por amantes que se compenetren muy bien el uno con el otro, ya que exigen abundante diálogo y participación mutua, mucho más que las posturas «Jerárquicas» que ya hemos visto. No será extraño pues encontrar en ellas abundantes transgresiones incluso de los tabúes nipones más arraigados (muchas de ellas están diseñadas para ser realizadas en completo desnudo, o exigen caricias bucogenitales de lo más explícito), y tampoco será extraño que una pareja que no se conozca bien se aburra (o se escandalice o se asuste) en el proceso por no querer implicarse de forma completa y profundamente íntima y verse a sí mismos tan expuestos y vulnerables, pero desde luego, no cabe duda de que las personas que tengan el valor de introducirse en estos poéticos territorios amorosos se encontrarán también con sorpresas de lo más agradables. Y una de esas sorpresas posibles, a menudo característica del erotismo nipón, es la introducción de una tercera persona: las posturas «Hijas del Tao» resultan de lo más adecuadas a la hora de añadir un nuevo elemento a la pareja que aporte una picante variedad al acto amoroso. Entre la alta sociedad del período Edo eran comunes este tipo de uniones, si bien había una regla tácita que había que tener muy presente: entre todos los integrantes del juego había un acuerdo acerca de preservar la intimidad de los miembros, sin desvelar los secretos de alcoba que allí se podían compartir, o incluso las historias o diálogos amorosos estimulantes a los que se pudiera dar lugar (que por supuesto, estarían plagados de referencias personales de lo más íntimo). Una vez consensuado esto, muchos amantes de los más atrevidos estarían encantados de ampliar las fronteras de su pareja y llegar así a los límites del placer, y si a eso le añadimos que muchos nipones eran más que aficionados al placer de ver y escuchar a una pareja en acción (y también lo contrario), no es raro encontrar ejemplos de pinturas en los que hay una tercera persona que podía limitarse a mirar o a escuchar, pero también podía participar de forma más directa en un momento dado.

Las posturas «Hijas del Tao» son una poderosa fuente de placer sensual, y sus milenarias raíces se hunden en lo más profundo de la historia del Eros para ofrecernos una sabiduría erótica que ni mucho menos está al alcance de cualquiera: sin duda alguna, las parejas que se atrevan a penetrar en estos territorios pueden descubrir muchas más cosas de las que deseaban en un principio, así pues, que cada uno elija con plena consciencia, y que opte por seguir el camino que más le convenga.

1. «El mono que grita»

Esta es una postura que ejemplifica en sí misma el placer que pueden obtener los nipones de una mujer de lo más servicial: si además de las caricias amorosas, añadimos todo un ritual de acompañamiento y servicios variados, la obtención del placer resultará sin duda de lo más inolvidable.

El hombre se sienta con las piernas cruzadas y su «clavija del amor» bien dispuesta, y la mujer, con las piernas abiertas y frente a él, se sienta sobre ella insertándola en su «cueva de las maravillas». El hombre permanece apoyado sobre las nalgas y sobre sus propias manos, mientras la mujer se mueve sobre la «clavija» con un ritmo lento y pausado: al mismo tiempo, las manos de ella quedan libres para ofrecerle a su amado servicios tan variados como un cuenco de sake o un vaso de agua para apagar su sed, mientras con sus finos labios recita largos poemas de abundante contenido erótico. Por su parte, el hombre no puede hacer nada más que disfrutar de la total entrega y de los «gritos amorosos» de su «mono», quien no dudará en demostrar que está sumamente complacida por los servicios que le está prestando a su pareja.

- El placer de él: el hombre es aquí un simple sujeto pasivo, apenas un espectador exigente a quien se honra con todas las atenciones posibles. Al mismo tiempo que su «clavija del amor» está bien resguardada y acariciada sus oídos se deleitan con las ardientes palabras y su garganta refresca su sed con las atenciones de su enamorada.

- El placer de ella: la mujer vive aquí para su hombre, procurando no descuidar ninguno de los aspectos más variados ni tampoco el más mínimo detalle. Eso por supuesto, hará que ella misma sienta sensaciones de lo más elevadas.
- El placer para ellos: la aparición de una nueva mujer conseguirá que el hombre se sienta más atendido, y si por el contrario es otro hombre quien se une a la escena, no cabe duda de que la mujer tendrá que desplegar todas y cada una de sus habilidades para no descuidar a ninguno de ellos.

2. «*La cabra montés subida a un árbol*»

Esta es una postura de gran dificultad técnica, cuyas raíces taoístas le daban aspectos y significados muy sutiles que se fueron perdiendo con el tiempo: por ello, el resultado no es sólo un tanto insípido, sino que incluso llega a resultar peligroso para el hombre si no se tiene cuidado.

El hombre se sienta con las piernas cruzadas y su «cuerno de jade» bien dispuesto, apoyando su espalda contra una pared para tener mayor estabilidad. Mientras, la mujer se coloca de espaldas a él, y con las piernas abiertas y acuclillándose, deja que el «cuerno de jade» se deslice en su «secreto»: para poder sujetarse de una forma más o menos cómoda, la mujer debe pasar su brazo izquierdo alrededor del cuello del hombre y cogerse a su propio brazo, mientras que el hombre, al tiempo que apoya la cabeza en los blandos senos de ella, sujetará con sus manos las piernas de la mujer, para impedir que ·se caiga y alguno de los dos resulte dañado. Como la movilidad es bastante escasa, es una postura de lo más apropiado a la hora de ir narrándose cuentos picantes el uno al otro, resistiendo en la posición tanto como les sea posible.

- El placer de él: el «cuerno de jade» del hombre está bien envuelto por el «secreto» de la mujer, y su cabeza reposa en los pechos de ella mientras se deleita con historias que ella le susurra al oído.

- El placer de ella: mientras se mantiene en equilibrio sobre el cuerpo de él, la mujer disfruta con el férreo abrazo que le proporciona a su consorte, bien ensartado su «secreto» en el «cuerno de jade».

- El placer para ellos: la introducción de un invitado adicional puede introducir una interesante variante en el juego, ya que podría estimular con sus dedos las zonas más íntimas de la pareja, completamente expuestas a sus ojos, y acelerar así el placer de todos los participantes.

3. «El dragón girado»

Las posturas que se realizan cara a cara y con la mujer debajo son probablemente de las más antiguas que ha practicado la humanidad, pero resulta curioso comprobar cómo una posición aparentemente tan sencilla puede tener tantas y tantas variantes posibles, y es que todas las posturas en las que intervienen los «dragones» no tienen nada que ver con la clásica y aburrida postura del misionero, a pesar de que a primera vista pueda parecerlo.

La mujer se tiende de espaldas en el lecho, con las piernas muy abiertas y las rodillas completamente flexionadas y pegadas al pecho, ofreciendo de esta forma su «caverna del amor» al hombre completamente. Por su parte, el hombre se tumba sobre ella, introduciéndole su «ardiente sable» muy profundamente, mientras la abraza y mantiene sus labios en contacto con los de la mujer. El hombre es el encargado de realizar un suave vaivén que estimulará dulcemente la «caverna del amor» de la mujer, la cual no tardará demasiado en comenzar a derramar sus

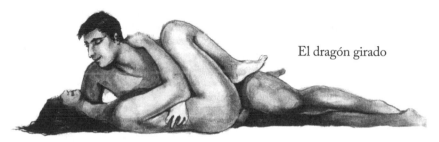

El dragón girado

jugos de amor en una cantidad muy abundante, puesto que esta postura favorece precisamente eso, por la estimulante circulación de la energía entre los dos amantes. Es muy importante que los labios del hombre no descuiden jamás los de la mujer, y que su «ardiente sable» no quede en reposo más que el mínimo tiempo, mientras ejecuta su maniobra con una lentitud exasperante. Una variante de esta postura, ideal para el momento en el que la tensión amorosa aumenta hasta límites extremos, es que el hombre doble a su vez una o las dos rodillas, sujetando así las piernas de su compañera con las suyas propias y favoreciendo una penetración todavía más profunda y apasionada.

- El placer de él: hombre es aquí el guerrero, el caballero conquistador que ha vencido al dragón y se posesiona de su tesoro con toda su violencia y potencia viril. El dragón está tendido y dado la vuelta, así que el guerrero puede hacer con él lo que más le apetezca o estime necesario.
- El placer de ella: el dragón está vencido, panza arriba y a merced del guerrero, así que la mujer no puede hacer otra cosa que someterse y dejarse llevar por el placer que el «ardiente sable» le proporciona.
- El placer para ellos: esta es una postura para practicar en pareja, pero nada impide que sean varios los guerreros que subyuguen al dragón, o varios los dragones que tenga que conquistar el guerrero, pero es necesario tener en cuenta que tanto en un caso como en otro, quien se encuentre en inferioridad numérica saldrá del combate realmente agotado, por lo que deberá tener una buena resistencia física antes de prestarse al juego.

4. «El dragón derrotado»

Esta postura es una variación muy interesante de «El dragón girado», que aparentemente es igual pero que difiere en muchos aspectos respecto a ella, porque en este caso, el dragón está completamente derrotado y a merced del guerrero, y no puede (ni debe) ejercer resistencia alguna.

La mujer se tumba boca arriba con las piernas completamente abiertas y una postura de completo abandono, mientras que el hombre introduce su «cuerno de jade» en la «puerta de las maravillas» de ella una y otra vez, con lentitud y fogosidad. El secreto de esta postura es simplemente el total abandono de la mujer, la cual sencillamente abre las piernas y se deja apuñalar por la espada de su captor una y otra vez, al ritmo que él desee y con la fuerza y frecuencia que crea conveniente. Ella permanece inmóvil y derrotada expuesta a los caprichos del hombre y convertida en un dragón derrotado incapaz siquiera de responder a los estímulos que él le proporciona: no tiene otra alternativa que esperar a que su captor se canse del juego lo cual, desde luego, no será pronto.

- El placer de él: de nuevo, el hombre es aquí el guerrero, el caballero conquistador que ha vencido al dragón y se posesiona de su tesoro con toda su potencia, ensañándose en su presa recién cazada.
- El placer de ella: el dragón está completamente vencido y a merced del guerrero, así que la mujer no puede (ni debe) hacer otra cosa que someterse y dejarse llevar por el placer que el «ardiente sable» del guerrero le proporciona.
- El placer para ellos: esta es una postura ideal para que sean varios los guerreros que subyuguen al dragón derrotado y se ensañen con él, mientras el pobre animal no puede hacer otra cosa que recibir las puñaladas en su cuerpo una y otra vez. Este era un juego al que muchas damas de corte se aficionaban, consiguiendo a veces llegar al desmayo de puro (y placentero) agotamiento.

5. «El Fénix revoloteando»

Esta es una postura que, si se realiza adecuadamente, incrementa la energía sexual de forma espectacular sin necesidad de hacer nada más que conseguir mantenerla con precisión: para poder ejecutarla correctamente, es necesario un buen nivel de forma física tanto por parte del hombre como de la mujer, y que los dos sean muy conscientes de que

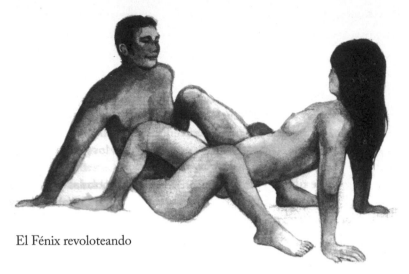

El Fénix revoloteando

«El Fénix revoloteando» es una postura que realmente requiere mucha, mucha práctica.

El hombre se sienta sobre sus nalgas, con las rodillas dobladas y las piernas lo más abiertas posible, y sostiene su espalda apoyando las palmas de las manos detrás de él, sobre la cama. La mujer, en una postura similar pero con las piernas más abiertas, se acercará a él hasta que los dos cuerpos queden perfectamente encajados: la mujer es la encargada de dirigir el «tronco de jade» hacia el interior de su «caverna del amor», donde lo acogerá con mucha suavidad, y siempre pendiente de que sus movimientos de cadera no sean demasiado bruscos para no producirle al hombre ningún daño. En esta postura, es muy importante que la mujer sepa jugar con sus caderas, sus piernas, y por descontado con los músculos de su «caverna del amor», con los que domina el placer de su amante. La mujer es aquí un Fénix que revolotea alrededor de su enamorado, proporcionándole las más refinadas sensaciones no sólo con su cuerpo, sino también con sus gestos y sus palabras.

Dos variaciones principales son posibles sin variar por ello la postura: la primera, y además aconsejable, es que la mujer apoye su espalda no sobre las palmas de las manos, sino sobre los codos, dejando bien a la vista sus hermosos pechos. La otra posibilidad es que el hombre se tumbe sobre su espalda, manteniendo las piernas abiertas, aunque en ese caso hay que tener en cuenta que los revoloteos del Fénix quedarán bastante limitados.

- El placer de él: el hombre tiene aquí un papel pasivo, limitándose a contemplar el majestuoso revoloteo del Fénix a su alrededor, y a disfrutar de las presiones ejercidas en su «tronco de jade» y de los susurros del mítico animal.
- El placer de ella: la mujer controla la situación, es un Fénix que revolotea en torno a su amado y le ciñe el «tronco de jade» con su «cueva del amor», masajeándolo y balanceándolo con un ritmo muy agradable, al tiempo que lo embelesa con sus historias amorosas.
- El placer para ellos: un segundo Fénix, ya sea un hombre o una mujer, puede dedicarse a estimular a cualquiera de los dos participantes con delicadas caricias de sus alas sobre los cuerpos desnudos, mientras participa de la narración de su compañero.

6. «El baile de los dos Fénix»

Esta es una postura es una variación de la anterior, que también incrementa espectacularmente la energía si se realiza tal y como los taoístas la transmitieron, pero es de una ejecución tan complicada que prácticamente ninguna pareja consigue llevarla a buen término hasta llegar al final, a no ser personas flexibles y capaces incluso de sobrepasar los límites de la resistencia física.

El hombre se tumba boca arriba, con las rodillas dobladas y las plantas de los pies apoyadas, y la mujer, a su vez, se tiende también boca arriba sobre el cuerpo del hombre, con las piernas abiertas, quedando ella sobre él. La mujer es la encargada de hacer que el «tallo de las maravillas» del hombre penetre en su «raíz femenina», lo cual debe hacer ayudándose de sus manos y permitiendo así que los dos cuerpos queden unidos. Mientras ella mueve sus caderas con lentitud y precisión (cualquier movimiento demasiado brusco deshace el baile de inmediato), el hombre susurra junto a su oído historias estimulantes, mientras con sus hábiles manos se dedica a acariciar el pecho de su compañera con total delicadeza.

- El placer de él: de nuevo el hombre tiene aquí un papel completamente pasivo (al menos en lo referente a su «tallo de las maravillas»), y sólo puede acompañar al otro Fénix en su danza con delicadeza, disfrutando de todos los movimientos.
- El placer de ella: la mujer es la que controla la danza, es un Fénix que revolotea junto con su amado mientras le ciñe el «tallo de las maravillas» con su «raíz femenina», masajeándolo y balanceándose sobre él con un ritmo muy agradable. Al mismo tiempo, ella se embelesa con las suaves caricias, las historias amorosas y los dulces susurros que le procura su compañero.
- El placer para ellos: sin duda, esta postura permite una variación en grupo de lo más interesante. Si los integrantes son dos mujeres y un hombre, ellas podrán adoptar la postura una sobre la otra, mientras el hombre se sitúa ante ellas y goza al mismo tiempo de dos «raíces femeninas» muy cercanas (al tiempo que la mujer que está debajo estimula con sus caricias a la de arriba). Y si los integrantes del grupo son dos hombres y una mujer, ella necesitará todas sus habilidades para conseguir que los dos «tallos de las maravillas» puedan encontrar alojamiento en distintas partes de su cuerpo.

7. «El caballo que toca con la pata»

Esta es una postura que exige flexibilidad por parte de la mujer, y también una sensibilidad especial a la hora de acometerla, puesto que es muy indicada para aquellos amantes a los que el pie les resulta un objeto de profundo deseo (algo muy extendido en todas las culturas orientales). Además, conviene destacar que en esta postura ambos amantes se encuentran en igualdad de condiciones, y el placer que pueda obtener uno es directamente proporcional al que pueda obtener el otro. También es necesario destacar que esta en particular sí es una postura silenciosa, es decir, que favorece las ensoñaciones de cada uno de los amantes mientras está perdido en su particular paraíso.

La mujer se tumba boca arriba, con las piernas abiertas y las rodillas flexionadas pero con las plantas de los pies pegadas al suelo. El hombre se coloca frente a ella, con las piernas dobladas, sentado sobre sus talones y con el «tronco de jade» dispuesto. En esa posición, el hombre se acerca a la mujer hasta que sus piernas quedan encajadas bajo las de ella, momento en el que introduce despacio el «tronco de jade» en la «caverna del amor» de ella. Entonces, la mujer, sin despegar las nalgas del suelo, dobla su espalda hacia su izquierda hasta poder abrazarse cómodamente a la almohada, por lo que su pie izquierdo se levantará naturalmente e irá a buscar reposo sobre el pecho del hombre, que permanece siempre erguido. Si la postura se ejecuta correctamente, el cuerpo de la mujer encontrará por sí mismo la postura natural que le resulte más cómoda, en la que su mirada se perderá a lo lejos mientras se abandona lánguida y voluptuosamente sobre la almohada, en actitud ensoñadora, mientras que la torsión del cuerpo le facilitará poder satisfacer al «tronco de jade» apretando y relajando alternativamente los poderosos músculos de su «caverna del amor». Por su parte, el hombre no sólo dispone de un fácil acceso a la «caverna del amor» de la mujer, sino que tiene a su disposición el pie de su amada, es decir la pata del caballo, que puede estimular como crea conveniente. Estas circunstancias hacen que la aparente falta de movilidad de la postura quede perfectamente compensada por las voluptuosas sensaciones que ambos amantes obtienen por la manipulación de la extremidad.

- El placer de él: el jinete goza de una monta suave y delicada, con unas vistas amorosas inmejorables, además del deleite de poder dedicarle a la pata de su caballo todas las atenciones que ésta se merece, por no hablar del profundo goce que su montura le proporciona en el «tronco de jade» gracias al dominio de sus músculos.

- El placer de ella: la montura se deja cabalgar con docilidad y laxitud, pero es consciente de que ella lleva también las riendas del jinete, y con los poderosos músculos de su «caverna del amor» puede hacer que sea él quien se desboque.

- El placer para ellos: una variación muy interesante consiste en introducir un nuevo jinete o una nueva montura en el conjunto. Tanto para el uno como para la otra, es la montura original la que tiene que estar de acuerdo en ello, ya que lo más práctico es que la mujer que abraza la almohada acompañe sus ensoñaciones lánguidas con ejercicios bucales sobre el objeto de deseo de la tercera persona, o que el invitado se ocupe entonces del otro pie libre, lo cual, por supuesto, le aportará al caballo la más deliciosa de las sensaciones.

8. «El paso del tigre»

Este es un buen ejemplo de cómo la poesía japonesa (heredera en este caso de la vecina filosofía taoísta) puede triunfar sobre la imaginación y contribuir decisivamente a hacer mucho más atractivo e intenso el acto amoroso. Es esta una de esas posturas de lo más clásico y que muchas

El paso del tigre

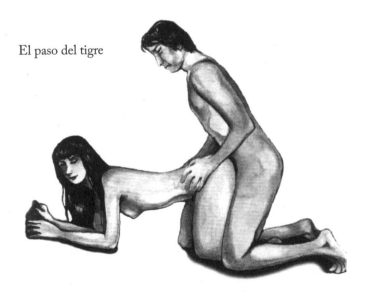

parejas han practicado más de una vez, pero así como en el Imperio del Sol Naciente se ha denominado (con mucho acierto) de una manera tan sugestiva como «El paso del tigre», en Occidente se le han puesto calificativos que mueven únicamente a la risa y al ridículo (y que nos negamos rotundamente a transcribir), y que sólo han servido para despojarla de todo su valor erótico.

La mujer se coloca a cuatro patas, apoyada sobre sus codos y sus rodillas y dejando bien a la vista su «concha del amor». El hombre, de rodillas, se sitúa detrás de su compañera, y clava en ella su «raíz viril» con fuerza y deseo: mientras sus manos quedan libres para explorar (y estimular) todos los encantos de su compañera, el tigre está en pleno derecho de morder a su compañera en los hombros y en el cuello, dejándole incluso marcas de su salvaje y profunda pasión. Una variedad muy interesante y apreciada por muchas parejas consiste en mantener la postura pero con ambos amantes tumbados uno sobre otro: de esa forma, la penetración resulta mínima y los dos cuerpos tienen poca movilidad, pero las nalgas de la mujer son un poderoso estimulante sobre la pelvis del hombre, y si la mujer se apoya sobre sus codos, sus pechos podrán seguir siendo estimulados por el hombre de un modo realmente agradable. Esta variación resulta ideal para contar todo tipo de historias y disfrutar de una serie interminable de profundas sensaciones, que desde luego evocan eficazmente la lenta y paciente cópula de dos tigres salvajes.

- El placer de él: la penetración de la «raíz viril» en la «concha del amor» es muy profunda cuando la postura se ejecuta apoyándose la mujer sobre las rodillas y los codos, por lo que el hombre ejercerá un poder sobre su compañera que le llenará de satisfacción.
- El placer de ella: en este caso, la mujer es aquí un elemento aparentemente pasivo y que se deja hacer por su compañero, pero no debe olvidar nunca que si domina correctamente los músculos de su «concha del amor» será capaz de hacer lo que desee con el tigre.
- El placer para ellos: si son dos tigres los que se disputan una tigresa, nada más fácil que colocar a uno de ellos boca arriba y bajo

el cuerpo de ella, para que la estimule con sus dedos o puedan penetrar en ella las dos «raíces viriles» al mismo tiempo, y si son dos tigresas las que desean los favores de un tigre, una de ellas puede situarse tras él y lamerlo y acariciarlo mientras atiende a una de ellas.

9. «El revoloteo de la mariposa»

Esta es una de esas posturas que cuentan con largos preliminares que resultan muy excitantes de practicar, y que conviene además hacer durar mucho tiempo antes de llegar a la penetración. Exige una musculatura bastante desarrollada por parte de la mujer, y también una paciencia bastante cultivada por parte del hombre.

El hombre se tumba completamente boca arriba en el lecho, con las piernas ligeramente abiertas. A continuación, la mujer se monta a horcajadas sobre él, y despliega su «mariposa» sobre el cuerpo de su amante con toda delicadeza, rozándole sensiblemente el cuerpo mientras se apoya con sus manos en el tórax del hombre. Los movimientos de cadera de ella son fundamentales en esta postura, en la que la «mariposa» revolotea sobre todo alrededor del «tallo de jade», provocándolo con sus vuelos, lo mismo que él a ella con sus firmes movimientos. Es aconsejable retrasar todo lo posible la penetración, en concreto hasta que la mujer se deje caer sobre el hombre, reposando sus senos contra el pecho de él, y le suplique al oído que introduzca el «tallo de jade» en su «mariposa», cosa que él debe efectuar lo más despacio posible, dándole así el tiempo necesario a la «mariposa» de la mujer de sentir todo su grosor y longitud.

- El placer de él: esta postura exige hombres pacientes que sepan captar las sutilezas que provoca el revoloteo de una «mariposa» sobre una flor o un «tallo de jade». y desde luego, también capaces de mantenerse lo suficientemente serenos como para permitir que el juego se prolongue lo necesario.
- El placer de ella: en este caso, la mujer es lógicamente la que tiene todo el poder. Es ella quien se beneficia del absoluto con-

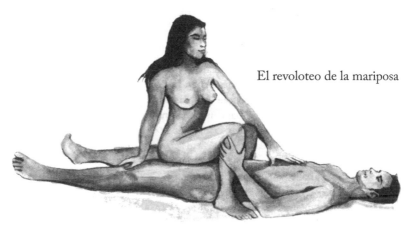

El revoloteo de la mariposa

trol de su cuerpo en general y de su mariposa» en particular, que provoca delicadamente al «tallo de jade y lo tiene a su merced todo el tiempo que quiera.

- El placer para ellos: aunque parezca difícil, «El revoloteo de la mariposa» es una postura que puede practicarse en grupo, con la simple introducción de pequeñas modificaciones. Si son dos mujeres las que están con el hombre son dos «mariposas» dispuestas a revolotear sobre él, alejadas o la una muy cerca de la otra (llegando incluso a rozarse la una con la otra). Y si son dos hombres los que están a merced de una «mariposa», la mujer tendrá que esforzarse en no dejar desatendido a ninguno de los, «tallos de jade», utilizando como posible alternativa los suaves labios de su boca.

10. «La pareja de golondrinas»

Más que una postura propiamente dicha, «La pareja de golondrinas» es una forma de compartir caricias entre amantes previas a otro tipo de acciones, o también resulta perfecta para cuando el hombre se siente indispuesto a su propio placer pero desea otorgárselo a su compañera.

La mujer se tumba boca arriba, con las piernas separadas y las rodillas ligeramente flexionadas, la cabeza inclinada sobre una almohada y los ojos cerrados. El hombre se coloca entre las piernas de la mujer, y con sus sabios dedos, estimula el «valle de la alegría» de su compañera, acariciándole la «perla del amor» e introduciéndole los dedos con mucha suavidad hasta conseguir que llegue al más profundo de los deleites, lo cual dependerá por supuesto de su habilidad manual. Mientras tanto, los dos amantes intercambian susurros amorosos como los arrullos de las golondrinas que se cortejan en la primavera.

- El placer de él: el hombre es quien domina la situación, otorgándole a su compañera todo el placer de sus expertas manos. Sin embargo, no debe creerse que a él no le resultan placenteros tales manejos, aunque sea sólo como espectador pasivo, o de forma más directa si el espectáculo le anima lo suficiente.
- El placer de ella: indolente y abandonada como una golondrina, ella aletea entre las nubes del placer, envuelta en las caricias delicadas y atentas de su tierno amante, mientras su «valle de la alegría» mana como un arroyo y su mente vuela por las más deliciosas ensoñaciones.
- El placer para ellos: si bien es cierto que esta postura es de carácter muy íntimo entre dos personas, siempre se puede añadir una tercera que estimule los puntos más delicados de la golondrina que recibe las caricias. O también, por qué no, que estimule delicadamente al hombre mientras él se dedica al «valle de la alegría» de su compañera.

11. «La gata juguetona»

Es esta una variación de «La pareja de golondrinas», lo cual quiere decir que es también una forma de compartir caricias entre los amantes previas a otro tipo de acciones, o que resulta perfecta para cuando es la mujer quien se siente indispuesta para su propio placer pero no desea negárselo a su compañero.

El hombre se tumba boca arriba con las piernas separadas, la cabeza inclinada sobre una almohada y los ojos cerrados. La mujer se coloca a un lado o entre las piernas del hombre, y con sus sabios dedos juega con el «tallo de jade» de su compañero, acariciándolo con mucha suavidad hasta conseguir que llegue al más profundo de los deleites, lo cual dependerá por supuesto de su habilidad manual. Mientras tanto, la juguetona gata estimula a su amado con los más dulces y delicados ronroneos amorosos.

- El placer de él: lánguido y reposado como un muñeco de trapo, él se deja envolver por las caricias delicadas y atentas de su tierna y experimentada gata, mientras disfruta de las atenciones dedicadas a su «tronco de jade» y deja que su mente se pierda en las más deliciosas ensoñaciones.

- El placer de ella: la mujer domina la situación en todo momento, otorgándole a su compañero todo el placer de sus expertas manos muy bien dosificado. Sin embargo, no debe creerse que a ella no le resulten placenteros tales manejos, aunque sea sólo como espectadora pasiva, o de forma más directa si el espectáculo aviva su ánimo lo suficiente.

- El placer para ellos: si en lugar de una son dos las gatas dispuestas a jugar con el «tallo de jade» del hombre, la variación será sumamente bienvenida por él, y lo mismo si es una de las dos gatas quien se anima a acariciar a la otra.

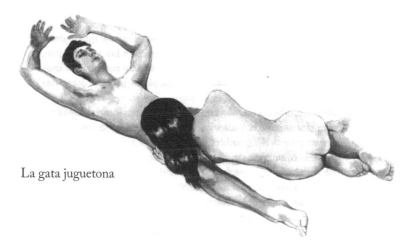

La gata juguetona

153

Aquellos amantes que sin haber probado nunca los placeres de «La pareja de golondrinas» o «La gata juguetona» se empeñan en denostarlas argumentando que la ausencia de penetración le quita todo el placer al juego amoroso, no saben realmente todo lo que se están perdiendo, puesto que si la estimulación manual se realiza de forma adecuada tanto sobre el cuerpo del hombre como sobre el de la mujer, el placer resultante será del todo inolvidable. Los japoneses saben bien que los momentos de placer que pueden provocar unas manos bien entrenadas son tan hermosos e inolvidables como los que pueden dar un «tronco de jade» o una «caverna del amor», sin duda alguna.

12. «Los peces nadando en la corriente»

Esta postura también se denomina «El divorcio fiel», ya que se inventó para preservar la fidelidad de aquellos amantes que habían decidido separar sus caminos tras haber compartido hermosas y fogosas experiencias, y después de las cuales cada uno de ellos quiso unirse con otra persona más acorde a sus deseos o necesidades. Sin embargo, cuando los dos antiguos amantes se encuentran a solas y deciden revivir esos momentos de la pasión que una vez existió entre ellos, recurren a «Los peces nadando en la corriente» para no comprometer ni su honra ni sus actuales uniones.

La mujer, desnuda, se tumba sobre su costado izquierdo, y frente a ella, desnudo también, se tumba el hombre, también sobre su costado izquierdo, de modo que ambos quedan frente a frente pero con la cabeza en distinta dirección. Los dos deben colocarse exactamente frente al «templo del placer» de la otra persona, y allí, con toda comodidad, observar los manejos del amante sobre su propio cuerpo, porque cada uno de ellos se estimula a sí mismo, siempre sin tocar al otro, hasta el momento del éxtasis. La mujer humedece su «caverna del amor» con sus hábiles y precisos dedos, el hombre acaricia su «tallo de jade» con amor y firmeza, y los dos se demuestran el uno al otro lo mucho que sus mutuos deseos aún les inflaman.

- El placer de él: el hombre, mientras se acaricia con sabiduría, admira el cuerpo de su antigua amante, y rememora los valles y colinas del placer que aún se mantienen firmes y deseosos y que todavía se humedecen bajo la caricia de sus ojos, al tiempo que le va explicando a ella sus sensaciones (presentes y pasadas) con todo lujo de detalles.
- El placer de ella: la mujer, mientras se acaricia con sabiduría, admira el cuerpo de su antiguo amante, y rememora en él los valles y colinas del placer que aún se mantienen firmes y deseosos y que todavía se tensan bajo la caricia de sus dulces ojos, al tiempo que le va explicando a él sus sensaciones (presentes y pasadas) con todo lujo de detalles.
- El placer para ellos: una variación muy interesante de esta postura es aquella en la que el actual cónyuge de uno de los dos participantes acepta participar en el juego. De esa forma, mientras la actual pareja intercambia juegos de amor, el invitado puede deleitarse con el espectáculo.

Estas son pues «Las doce criaturas celestiales», las posturas amorosas que llegaron de más allá del mar y que unos cuantos amantes experimentados y curiosos se dedicaron a practicar y a refinar hasta conseguir alcanzar las cimas del éxtasis, obteniendo así una recompensa que a veces era incluso mayor que la misma inmortalidad. No hay duda de que todas estas secretas y complejas posiciones han proporcionado infinitos deleites a todos aquellos amantes que se han atrevido a penetrar en sus profundos territorios.

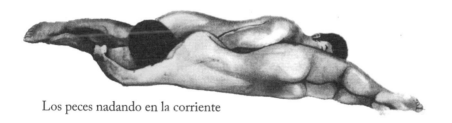

Los peces nadando en la corriente

Aunque, desde luego, hay un elemento muy importante a la hora de conseguir que estas uniones lleguen a buen puerto, y ese elemento es sin duda un buen desarrollo de la imaginación. Desprovistas de toda su fuerza y belleza poéticas, está claro que todas estas posiciones se quedan en meras repeticiones de movimientos que poco pueden aportar al bienestar sexual de las personas: nunca será lo mismo practicar «El baile de los dos. Fénix» sin la ayuda de las palabras agradables junto a la oreja de ella, «El caballo que toca con la pata» sin las debidas ensoñaciones, o «Los peces nadando en la corriente» sin una conversación capaz de hacer derretir a las piedras. Está bien claro que la imaginación es lo que diferencia a los hombres de los animales, y en este caso, es también lo que diferencia una serie de movimientos toscos de un baile de criaturas celestiales.

Bibliografía

Frantzis, Bruce, *Taoist Sexual Meditation*, North Atlantic Books, 2012.

Chang, Jolan, *The Tao of Love and Sex*, Plume, 1977.

Chang, Stephen T., *The Tao of Sexology: The Book of Infinite Wisdom*. Tao Longevity LLC, 1986.

Chia, Mantak and Maneewan, *Cultivating Female Sexual Energy*, Healing Tao, 1986.

Chia, Mantak and Michael Winn, *Taoist Secrets of Love*, Aurora, 1984.

Chia, Mantak and Maneewan, *The Multi-Orgasmic Couple*, HarperOne, 2002.

Hsi Lai, *The Sexual Teachings of the White Tigress: Secrets of the Female Taoist Masters*, Destiny Books, 2001.

Needham, Joseph, *Science and Civilization in China*, Cambridge University, 1983.

Reid, Daniel P, *The Tao of Health, Sex & Longevity*, Simon & Schuster, 1989.

Robinet, Isabelle, *Taoism: Growth of a Religion*, Stanford University Press, 1997.

Van Gulik, Robert. *The Sexual Life of Ancient China: A Preliminary Survey of Chinese Sex and Society from ca. 1500 B.C. till 1644*, Brill, 1961.

Ruan Fangfu, *Sex in China: Studies in Sexology in Chinese Culture*, Plenum Press, 1991.

Wik, Mieke and Stephan, *Beyond Tantra: Healing through Taoist Sacred Sex*, Findhorn Press, 2005.

Wile, Douglas, *The Art of the Bedchamber: The Chinese Sexual Yoga Classics including Women's Solo Meditation Texts*, University of New York, 1992.

Zettnersan, Chian, *Taoist Bedroom Secrets*, Lotus Press, 2002.

En esta misma colección:

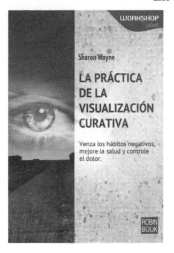

LA PRÁCTICA DE LA VISUALIZACIÓN CURATIVA

Sharon Wayne

La visualización curativa es una actividad natural que consiste en la creación consciente de impresiones sensoriales con el propósito de dar un giro en la vida. Estas representaciones mentales que cualquiera puede fabricarse pueden ser una poderosa herramienta para mejorar en cada faceta de nuestra vida, como forma de terapia o proceso de curación y control del dolor. Pero, ¿cómo se realiza la visualización curativa? ¿Es difícil? ¿Para qué puede utilizarse? Este libro le mostrará su capacidad para visualizar a fin de que pueda aprovechar esta actividad y pueda ayudarle a mantenerse apto, saludable y feliz.

- Reglas para una visualización efectiva.
- Aplicaciones para la autocuración de diferentes enfermedades.
- Aprenda a modificar la manera como interactúa con otras personas.
- La visualización programada para lograr objetivos.
- Ejercicios para mejorar los aspectos positivos de la vida.

TÉCNICAS TAOÍSTAS PARA VIVIR MÁS

Iravan Lee

Energía, esencia y mente son los tres grandes tesoros taoístas. Siguiendo el orden natural de las cosas, el Taoísmo persigue la purificación a través del control de los apetitos y las emociones, y lo hace mediante una serie de técnicas como son el control de la respiración, la meditación, una particular forma de preservar la energía a través de la sexualidad y otras técnicas que acercan a la persona a la consciencia pura y a la verdad interna de todas las cosas.

Este libro le muestra algunas de las técnicas y ejercicios que el Tao viene practicando desde hace miles de años con el objetivo de que logre una vida armoniosa y saludable durante mucho más tiempo.

- La respiración lenta, profunda, armoniosa y tranquila.
- Regular la mente para llegar a la meditación.
- La regulación del cuerpo y la energía sexual.
- Los ejercicios del Tao In.
- Procesos de armonización según el Chi Kung.

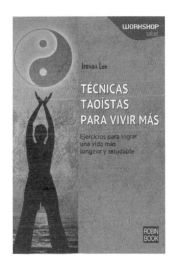

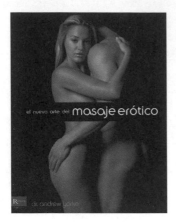

EL NUEVO ARTE DEL MASAJE ERÓTICO

Dr. Andrew Yorke

El masaje es uno de los tratamientos más elementales y antiguos que se conocen. Surgió como una forma más de curación, estrechamente relacionada con la acupuntura y otras técnicas terapéuticas.

Sin embargo, con el paso de los años, el masaje ha pasado a ser un eficaz medio de comunicación entre la gente, que lo utiliza para demostrarse amor y cariño al tiempo que fomenta el desarrollo espiritual del individuo.

El nuevo arte del masaje erótico, escrito por el doctor Yorke, constituye un complemento vital al juego erótico que puede ayudar a cualquier pareja a mejorar su vida emocional y sexual.

KAMA SUTRA TOTAL

Suzie Heumann

Todo lo que no encontró en los libros que recrean las artes y técnicas del Kama Sutra.

Ampliado con ideas y técnicas nuevas, este libro le ayudará a alcanzar las cotas más altas del placer con la persona que ama. Su autora, Suzie Heumann, le cuenta todo lo que debe saber para abrir su vida a un nuevo mundo de experiencias hasta ahora insospechadas. Sus bellas y sugerentes ilustraciones te guiarán paso a paso en esta espectacular aventura por la senda del éxtasis.

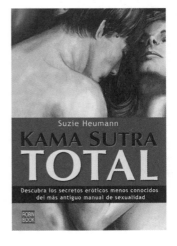